CONTRIBUTION A L'ÉTUDE

DE

LA GOUTTE

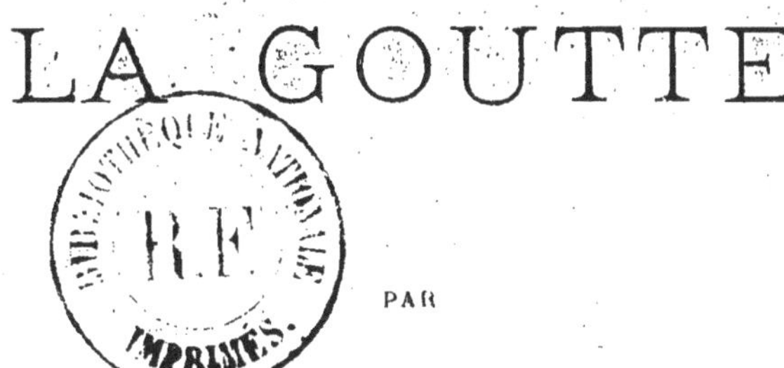

PAR

Paul POUZET,
Docteur en médecine de la Faculté de Paris.

PARIS
V. A. DELAHAYE ET Cie, LIBRAIRES-ÉDITEURS
PLACE DE L'ÉCOLE-DE-MEDECINE.

1878

CONTRIBUTION A L'ÉTUDE

DE

LA GOUTTE

CONTRIBUTION A L'ÉTUDE

DE

LA GOUTTE

PAR

Paul POUZET,

Docteur en médecine de la Faculté de Paris.

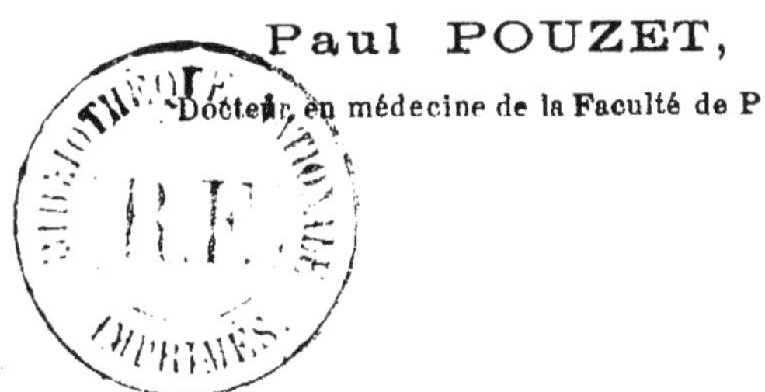

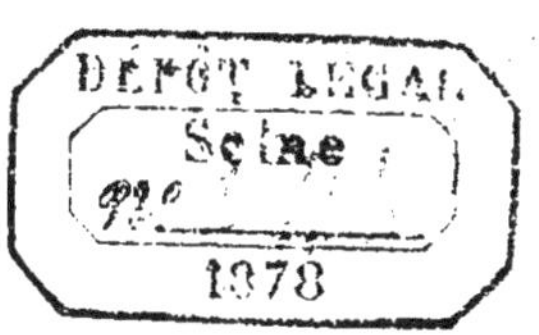

PARIS

V.-A. DELAHAYE ET C°, LIBRAIRES-ÉDITEURS

PLACE DE L'ÉCOLE-DE-MEDECINE.

1878

CONTRIBUTION A L'ÉTUDE

DE

LA GOUTTE

AVANT-PROPOS.

Pendant que nous suivions le service de M. le Dr Bouchard, à l'hospice de Bicêtre, nous avons eu la bonne fortune de voir entrer dans ses salles à quelques jours de distance, deux anciens goutteux, tous deux sous le coup d'un accès aigu. La goutte est si rare dans nos hôpitaux français, que nous avons saisi avec empressement l'occasion de suivre la marche de l'attaque goutteuse et d'étudier avec soin les diverses manifestations de cet état morbide. L'intérêt nous paraissait d'autant plus grand que l'un de nos goutteux était saturnin ; déjà en 1875, pendant son séjour à l'hôpital Temporaire, il avait été le principal sujet d'une excellente thèse, soutenue par M. Halma Grand. Plus tard son observation a été reprise dans un nouveau travail sur la goutte saturnine, par M. Pouey. Il nous a donc été facile de suivre de fort près l'histoire de ce malade et de pouvoir comparer son état précédent et ses accès antérieurs avec ce que nous avons pu observer.

Nous n'avons pas la prétention de faire une monographie de la goutte, nous avons encore moins le désir de soulever les graves questions des formes irrégulières, anomales ou rétrocédées, et de nous engager dans la discussion des diverses théories sur la nature de cette diathèse, nous ne ferions qu'une pauvre compilation, ou qu'une bien pâle copie des excellents travaux de Garrod, Trousseau, Charcot, Jaccoud etc... pour ne citer que les plus récents. Nous savons d'ailleurs qu'il n'est pas possible d'étudier la goutte dans les hôpitaux, et qu'il ne faut pas espérer connaître cette affection complexe, après quelques années d'étude sans avoir abordé sérieusement la pratique. Attirer l'attention sur les symptômes qui nous ont frappé, faire remarquer les points intéressants et donner les résultats des médications employées chez nos malades, tel est le but que nous nous proposons.

Que M. le Dr Bouchard veuille bien recevoir tous nos remerciements, pour les conseils qu'il nous a donnés et pour son obligeance à mettre à notre disposition son service et son laboratoire.

OBSERVATION I.

Le nommé **Balthazard** (Placide), âgé de 54 ans, représentant de commerce, né à Pulligny (Meurthe-et-Moselle) ; entré le 11 octobre

1877 à l'infirmerie de l'hospice de Bicêtre, dans le service de M. le docteur Bouchard, salle Saint-André, nº 26.

Antécédents. Le père et la mère de notre malade ont toujours joui d'une bonne santé, ils sont morts très-âgés sans aucune manifestation goutteuse. La mère a souffert lengtemps d'une sciatique. Il vécut en Lorraine jusqu'à l'âge de 15 ans, puis vint à Paris, et entra chez un fabricant de produits chimiques, où il fut employé comme placier. Interrogé avec soin sur les produits qu'il a eu l'occasion de manier, il affirme n'avoir jamais eu de contact avec les sels de plomb, et n'a présenté aucun symptôme qui puisse se rapporter à l'intoxication saturnine. Jusqu'à 34 ans, époque à laquelle il commence à voyager, il ne fit aucune maladie sérieuse, ses habitudes furent régulières, mais très bien nourri, il vivait largement et buvait de même, non-seulement pendant les repas, mais dans leur intervalle. Le malade raconte en outre que depuis cinq ou six ans il couchait au-dessus d'un puits mal fermé.

Dès ce moment la nature de ses occupations l'oblige à des excès alcooliques, il abuse de l'absinthe et traite ses affaires entre deux verres, aussi des troubles du côté des voies digestives commencent à se faire sentir, pesanteur à l'épigastre, lenteur des voies digestions, pyrosis, renvois acides. C'est à ce moment qu'il prend de l'embonpoint, les ailes du nez et les pommettes deviennent le siége de petites varices, les hémorrhoïdes apparaissent.

En 1859, à 36 ans, après deux ans de cette nouvelle manière de vivre, éclate soudainement son premier accès de goutte. Il a pour siége l'articulation métacarpo-phalangienne du gros orteil gauche, la douleur est extrême, la tuméfaction considérable et la peau est d'une coloration violette.

L'accès dure quinze jours. Aussitôt après il quitte la maison de produits chimiques pour représenter une maison de vins de Bordeaux. Aussi loin de modifier son hygiène, les excès de table vont en augmentant, et deux ans après un nouvel accès, aussi violent que le premier, occupe le même siége et dure un mois. La veille de chacune de ces deux attaques, il a ressenti une violente douleur dans les reins et pendant la miction une sensation de chaleur particulière; les urines laissaient déposer avant le refroidissement un fin gravier d'une couleur rouge-brique.

Dix-huit mois plus tard, en 1861, troisième accès qui se généralise après avoir débuté par le gros orteil gauche comme les précédents et le pied du même côté, une nouvelle fluxion atteint le pied droit, puis les deux genoux et enfin les membres supérieurs; le malade ne se souvient pas dans quel ordre ses articulations furent prises. Cette attaque dure deux mois ; toujours voyageur de commerce, il reprenait ses voyages, ses dîners de table d'hôte et ses petits verres, dès que la goutte le lui permettait.

Les accès se rapprochent, ils apparaissent tous les ans puis tous les six mois, mais ils ne laissent dans leur intervalle aucune gêne, les fonctions des articulations restent intactes.

Mais au mois de septembre 1870, à l'âge de 47 ans, un accès plus long que les précédents et qui dure huit mois, lui laisse des demi-ankyloses dans diverses articulations et provoque un dépôt crétacé au petit doigt, qui s'abcède, et reste fort longtemps avant de cicatriser. Malgré une grande gêne dans la locomotion, en s'aidant avec une canne, Balthazard peut faire une dernière tournée.

Après quelques rechutes il rentre chez lui en novembre 1872, s'y fait soigner par l'homœopathie et y reste malade deux ans. Ne pouvant plus marcher, on le porte dans le service du Dr Guibout, à l'hôpital Saint-Louis, le 13 mai 1874. Après un traitement varié, bains sulfureux, solutions arsenicales, jaborandi, qui dure quelques mois, il peut enfin se servir de ses membres inférieurs avec des béquilles et c'est dans cet état qu'il entre à l'hospice de Bicêtre le 14 du mois de mai 1876, dans une salle de pensionnaires. Depuis ces dernières années les attaques s'espacent, et au lieu d'éclater tous les six mois comme avant 1870, elles ne se présentent que tous les ans à peu près à la même époque; elles diminuent aussi d'intensité; la douleur est moindre que pour les premières, la rougeur n'a pas cet aspect violacé, rouge sombre du début. En 1871, notre malade a eu un eczéma à la jambe gauche limité autour des malléoles et qui dura plusieurs mois. Une coloration plus violette et un aspect plus luisant de la peau en indiquent le siége. En outre, depuis ces dernières années, l'embonpoint a augmenté, il est facilement essoufflé, et les jambes sont le siége d'un œdème qui ne disparaît pas complètement par le repos au lit. Pas de troubles digestifs sérieux.

10 octobre 1877, le nommé Balthazard entra à l'infirmerie, se plaignant d'une douleur très-violente au niveau de l'hypochondre gauche. Cette douleur qu'il ressentait depuis fort longtemps et

qui n'apparaissait que par intervalle n'avait jamais présenté ce degré d'acuité.

Le 13. A deux heures de l'après-midi un accès de goutte éclate sans autres prodromes au pied droit.

Le 14. On constate que le pied droit est le siége d'une rougeur s'étendant sur tout le dos du pied. Le gonflement et la douleur occupent la même étendue. Cette dernière se fait vivement sentir surtout au niveau du gros orteil. Malaise général, perte de l'appétit, la langue est sale. On donne six grammes de salicylate de soude dans une potion gommeuse.

Le 15. Moins de douleur depuis hier soir, dix heures (le malade a commencé à prendre sa potion en plusieurs fois dans l'après-midi), le matin la douleur a complètement disparu, cependant tout le dos du pied et le bas de la jambe sont roses et fortement tuméfiés. Toujours du malaise, langue encore un peu sale. P. 84, T. R. 39,2. 8 grammes de salicylate de soude.

Le 16. La tuméfaction est plus considérable, mais la rougeur est moindre; quant à la douleur elle est un peu plus accusée que la veille. On observe quelques phénomènes dus à la médication; bruissement dans les oreilles, légère surdité. P. 76, T. R. 38. Urines ammoniacales. Q. 1200 cc. D. 1006. Potion avec 8 grammes de salicylate de soude.

Un vésicatoire, appliqué au bras droit le 12 octobre, a fourni le 13 une sérosité qui traitée par le procédé de Garrod a donné de nombreux et gros cristaux d'acide urique, parfaitement visibles à un grossissement de 20 diamètres.

Le 17. Le gonflement et la rougeur du pied droit augmentent, la douleur est presque nulle, la sensibilité cutanée à la piqûre reste intacte. Nouvelle fluxion goutteuse avec rougeur et gonflement du dos de la main droite et de l'articulation métacarpo-phalangienne du médius de la même main. Le bourdonnement dans les oreilles augmente, la surdité devient très-marquée. P. 80, T. R. 38,2. Urines. Q. 650, cc. Elles sont acides et présentent une coloration brun verdâtre très-accusée qui pourrait faire croire qu'elles contiennent du sang. A l'examen microscopique on ne trouve pas de globules, mais on constate un abondant précipité d'acide urique et de tubes granuleux; abondant précipité d'albumine. Potion avec 8 grammes de salicylate de soude.

Le 18. Le gonflement et la rougeur du pied droit augmentent

encore, la douleur est plus vive au gros orteil. La rougeur de la main droite est plus étendue, le dos de la main gauche est un peu rouge et gonflé, le pied gauche est endolori. La langue est bonne, les bruits dans les oreilles sont plus violents, la surdité persiste. P. 68, T. R. 37,8. Urines, Q. 660 cc. D. 1020,5. Réaction acide, couleur toujours brun verdâtre, on constate un dépôt d'acide urique moins abondant que la veille. Potion avec 8 grammes de salicylate de soude.

19 octobre. Diminution notable de la rougeur, du gonflement et de la douleur au pied droit et à la main droite. Les troubles de ouïe persistent. P. 68, T. R. 37,8. Les urines Q. 620, cc. D. 1020, présentent encore une coloration verdâtre mais moins foncée que la veille. Très peu de dépôts formés seulement par des cellules épithéliales, des tubuli très abondants hyalins, granuleux; mais pas de cristaux d'acide urique ; albumine en quantité considérable. Potion avec 8 grammes de salicylate de soude.

Le 20. L'amendement des symptômes continue. Potion avec 8 grammes de salicylate de soude.

Le 21. Urines Q. 1030 cc. D. 1020. Coloration légèrement verdâtre. Potion avec 8 grammes de salicylate de soude.

Le 22. Dixième jour de l'accès; plus de gonflement au pied, encore un peu à la main, plus de rougeur sur aucun point. Douleur presque nulle si ce n'est à la pression sur le dos de la main gauche. Une nouvelle fluxion apparaît sur la dernière phalange du médius droit. Le bourdonnement et la surdité sont moindres. P. 68, T. R. 37,2. Urines Q. 610, cc. D. 1020. La teinte verte diminue. Potion avec 8 grammes de salicylate de soude.

Le 23. P. 66, T. R. 37,2. Urines Q. 1000, cc. D. 1018. La coloration est toujours verte. On supprime le salicylate de soude.

Le 24. Les bourdonnements dans l'oreille cessent, la surdité diminue. Urines Q. 1090, cc. D. 1015. Toujours coloration verdâtre. Au microscope on constate un léger dépôt d'acide urique et la présence de tubes vitreux cassants, en outre quelques tubes granuleux.

Le 25. Un gonflemeut rosé avec douleur reparaît au gros orteil droit, la main droite est de nouveau le siége du gonflement. P. 52, T. R. 37,2. Urines, Q. 1030 cc. D. 1016. Légèrement verdâtres.

Le 26. La fluxion a disparu. P. 54. T. R. 37,2. Urines, Q. 1990, cc. D. 1012. Légèrement verdâtre, le perchlorure de fer ne dénote plus la présence du salicylate dans les urines

On examine la sérosité d'un vésicatoire appliqué au bras le 23, et traitée suivant le procédé de Garrod, on ne constate pas la présence de cristaux d'acide urique.

Le 27. P. 64, T. R. 37,5, Urines, quantité perdue. D. 1012,5. Coloration jaune.

Le 29. P. 68, T. R. 38,2. Urines, Q. 2250, cc. D. 1012. Elles sont jaune claire et ne présentent pas de dépôt.

Le 30. P. 78, T. R. 39,8. Urines, Q. 1820, cc. D. 1012, jaune clair, pas de dépôt.

Le 31. Douleur assez violente accompagnée d'un peu de rougeur au niveau de l'articulation acromio-claviculaire gauche. P. 72, T. R. 38,4. Urines, Q. 560, cc. D. 1021, col. n° 5 à l'échelle de Neubauer et Vogel, avec cette diminution de volume, les urines présentent une coloration brun verdâtre très-foncée.

1er novembre. La douleur persiste. P. 66, T. R. 37,5. Urines, Q. 720, cc. D. 1019, col. n. 5, brun verdâtre.

Le 2. Douleur à la nuque ayant probablement pour siége les vertèbres cervicales. Urines, Q. 1760, cc. D. 1017. Encore un peu verdâtres.

Le 3. Urines. Q. 910, cc. D. 1017. Encore légèrement verdâtres.

Le 4. Urines, Q. 1690 cc. D. 1013, col. n. 3, jaune clair.

On donne 4 grammes d'acétate de potasse et l'on continue les jours suivants.

Le 5. La douleur à la nuque persiste, le coude gauche devient douloureux et on trouve de la rougeur et du gonflement au niveau d'une ancienne masse tophacée de la bourse séreuse olécranienne. P. 84, T. R. 37,3. Urines, Q. 1550, cc. D. 1013, col. 3, claires.

Le 6. Le coude est toujours gonflé, mais la douleur disparaît. P. 64, T. R. 37,3. Urines, Q. 1250, cc. D. 1014.

Le 7. Plus de douleur aiguë, mais persistance de gêne à la nuque, à la main et au coude gauche. P. 60, T. R. 37,2. Urines, Q. 1320, cc. D. 1012. Albumine en grande quantité.

Le 8. P. 64, T. R. 37,2. Urines, Q. 1995, cc. D. 1011,5.

Le 9. P. 68, T. R. 37. Urines, Q. 1680, cc. D. 1011,5.

Le 10. P. 56, T. R. 37. Urines, Q. 1360, cc. D. 1012,5.

Le 11. P. 56, T. R. 37,1. Urines, Q. 2110, cc. D. 1010.

Le 12. P. 64, T. R. 37,2. Urines, Q. 1990, cc. D. 1010, col. n. 3. On supprime l'acétate de potasse.

Le 13. Toujours un peu de gêne et de douleur dans le cou. Légère inflammation goutteuse avec rougeur et coloration rosée au niveau d'un petit tophus de la bourse prérotulienne gauche. Douleur seulement à la pression. P. 64, T. R. 37,1. Urines, Q. 1230, cc. D. 1009,5, col. n. 3. Légèrement troubles, dépôt.

Le 14. P. 60, T. R. 37,1. Urines Q. 1190 c. c., D. 1012,5, col. 3, roubles.

Le 15. La rougeur a diminué. Une nouvelle inflammation goutteuse au niveau d'un tophus qui siége sur la face dorsale de la dernière articulation du médius droit. P. 64, T. R. 37. Urines Q. 1040 c.c. D. 1013,5, col. n° 3.

Le 16. P. 64, T. R. 37. Urines, quantité inconnue, D. 1015, col. n° 4.

Le 17. P. 56, T. R. 37,5. Urines Q. 1100 c.c., D. 1015, col. n° 4. Dépôt abondant.

Le 18. P. 56, T. R. 37,4. Urines Q. 1310 c.c,, D. 1015, col. n° 4.

Le 19. Le gros orteil droit est encore un peu rouge, on constate un peu d'œdème des membres inférieurs plus prononcé dans le pied droit. La desquamation caractéristique de l'accès goutteux apparaît aux deux pieds sous la forme de petites écailles blanchâtres. P. 60, T. R. 37,5. Urines Q. 1180 c.c., D. 1012, col. n° 3, Troubles.

Le 20. P. 60, T. R. 37,2. Urines, quantité perdue, D. 1813, col. n° 3.

Le 21. Un peu de malaise général ; constipation. P. 60, T. R. 36,9. Urines Q. 1250 c.c., D. 1015, col. n° 3, troubles. 20 grammes d'eau-de-vie allemande.

Le 22. P. 64, T. R. 37,3. Urines Q. 770 c.c., D. 1014, col. n° 3, troubles.

Le 23. P. 56, T. R. 37,2. Urines, quantité perdue. D. 1013,8, col. n° 3.

Le 24. P. 60, T. R. 37,2. Urines Q. 1670 c.c., D. 1012,5, col. n° 3, blanc jaune trouble.

Le 25. P. 64. T. R. 37,1. Urines Q. 2080cc. 1009, col n° 3, blanc jaune trouble.

Le 26. P. 60, T. R. 36,7. Urines Q. 2070 c.c., D. 1008,5, col. n° 3, blanc jaune trouble.

Le 27. P. 64, T. R. 37. Urines Q. 1420 c.c., D. 1011,5, col. n° 3, blanc jaune trouble.

Le 28. P. 56, T. R. 37. Urines Q. 1920 c.c., D. 1008,5, col. n° 3, blanc jaune clair.

Urée, 6 grammes 4 par litre, 12,28 pour les 24 heures.

Le 29. P. 62, T. R. 37. Urines Q. 1430 c.c., D. 1010,5, col. n° 2, blanc jaune.

Le 30. P. 64, T. R. 36,9. Urines Q. 2360 c.c., D. 1009, col. n° 2, blanc jaune.

Le 1er décembre. P. 64, T. R. 37,1. Urines Q. 1510 c.c., D. 1012,5, col. n° 3, claires.

Urée, 7,4 par litre, 11,17 pour les 24 heures.

Le 2. P. 64, T. R. 37,2. Urines Q. 1910 c.c., D. 1009,5, col. n° 3, blanc jaune.

Le 3. P. 64, T. R. 37,1. Urines Q. 1640 c.c., D. 1012, col. n° 2.

Urée, 6,2, par litre, 10,14 pour les 24 heures.

Le 4. P. 56, T. R. 36,8. Urines Q, 1320 c.c., D. 1015, col. n° 2, blanc jaune.

Le 5. P. 54, T. R. 37. Urines Q. 2410 c.c., D. 1011, col. n° 2, blanc jaune.

Urée, 4 grammes par litre, 9,64 pour les 24 heures.

Le 6. P. 62, T. R. 37,2. Urines Q. 2240 c.c., D. 1008, col. n° 2, très-clair.

Le 7. P. 64, T. R. 37. Urines Q. 1610 c.c., D. 1011,5.

Le 8. P. 60, T. R. 37. Urines Q. 2180 c.c., D. 1013,5, col. n° 3.

Urée, 5,2, par litre, 10,90 pour les 24 heures.

Le 9, P. 60, T. R. 36,6. Urines, Q. 2,390 c.c., D. 1013,5, col. n° 3, trouble.

Le 10. *État actuel du malade.* — *Membres supérieurs.* — A la main droite nous trouvons une ankylose complète de l'articulation radio-carpienne du carpe et du métacarpe. Les doigts jouissent à peu près de leur mobilité normale. Au niveau de l'articulation de la dernière phalange du médius on trouve un tophus, sur la face dorsale, se présentant sous la forme de deux saillies. La peau est rouge à ce niveau, l'articulation est ankylosée et présente 7 cenmètres, de circonférence. Sur la gaîne du tendon de l'index on remarque deux tophus, chacun de la grosseur d'une lentille, le supérieur un peu plus gros que l'inférieur, ils sont fort peu distants l'un de l'autre et siégent à la racine de ce doigt (9 cent de circ.).

La main gauche ne présente pas de tophus, seuls les mouvements du poignet et du carpe sont fort limités. Le malade se sert de ses deux mains et écrit encore fort bien. Au coude gauche on trouve dans la bourse olécranienne une masse de nodosités formée par une agglomération de petites tumeurs de grosseur variable, une dizaine présentent un volume plus considérable et sont séparées par des granulations plus petites, les plus superficielles sont mobiles et plus ou moins adhérentes à la peau sous laquelle on les voit se dessiner. A ce niveau le coude mesure 30 centimètres; pas la moindre gêne dans les mouvements du coude. A droite on trouve une concrétion de la grosseur d'un pois en dedans l'épitrochlée.

Membres inférieurs. — A droite on constate à la base du gros orteil une grosse masse tophacée. Mesurée à ce niveau, le pied a 27 centimètres 7 de circonférence, toutes les articulations du gros orteil sont ankylosées; à sa partie moyenne il mesure 10 cent. 9 de circonférence. Les mouvements du tarse et du cou-de-pied sont très-limités. Tophus saillant sur la crête du tibia droit et adhérent à l'os au-dessous du tubercule antérieur.

A gauche, on constate une ankylose de tout le gros orteil qui présente à sa base un tophus mal limité. A ce niveau le pied mesure 23 cent. 5 de circonférence. Les deux genoux ne jouissent que de mouvements incomplets. La face antérieure des deux rotules présente des bosselures très-nettes qu'on peut considérer comme des tophus adhérents au tissu fibreux. Dans les mouvements de flexion on sent de la crépitation.

L'état général est presque satisfaisant, le nommé Balthazard présente un extérieur de bonne santé, l'embonpoint est considérable, on trouve des varicosités sur les pommettes, l'appétit est bon, les fonctions digestives laissent peu à désirer, la vue est encore assez nette. Il présente un œdème persistant des membres inférieurs qui ne disparaît jamais complètement; il est facilement essoufflé, se plaint de temps à autre de douleurs dans l'hypocondre gauche. Rien dans les poumons. Pas de souffle au cœur. Le pouls paraît normal. La marche est fort difficile à cause de la roideur des membres inférieurs.

Le 10. On donne 64 centigrammes d'iodure de lithium dans une potion gommeuse, P. 64. Urines. Q 1680 c.c., D. 1012, col. n° 3, ammoniacales.

Le 11. Urines Q. 1730 c.c., D. 1010, traces d'iode.

Le 12. P. 60, T. R. 37. Urines Q. 1960 c.c., D. 1010, col. n° 3, ammoniacales, iode.

Le 13. P. 56, T. R. 36,6. Urines Q. 2050 c.c., D. 1009, col. n° 3, ammoniacales, iode.

Le 14. P. 60, T. R, 36,6. Urines Q. 2810 c.c., D. 1010, col. n° 2, ammoniacales, iode.

Le 15. P. 60, T. R. 36,9. Urines Q. 1240 c.c., D. 1011, col. n° 3, ammoniacales, iode, sécheresse de la gorge.

Le 16. Urines Q. 1240 c.c. D. 1011,5, col. n° 3, ammoniacales, iode,

Le 17. P. 64, T. R. 36,8. Urine Q. 1530 c.c., D. 1012, claires, iode.

Urée, 7,8 par litre, 11,93 par 24 heures.

Le 18. P. 68, T. R. 36,9. Urines Q. 1910 c.c., D. 1012, col. n° 9, ammoniacales, iode.

Le 19. P. 72, T. R. 27,3. Urines Q. 1490 c.c., D. 1012, col. n° 2, ammoniacales, iode.

Le 22. Urines Q. 1720 c.c. D. 1009, col. n° 2, claires, pas d'acide urique, iode.

Urée, 6,2 par litre, 10,66 par 24 heures.

Le 23. Urines Q. 1950 c.c., D. 1008, col. n° 3, ammoniacale, iode.

Le 24. P. 72, T. R. 37. Urines Q. 1850 c.c., D. 1007,5, col. n° 5, ammoniacales, iode.

Le 25. Urines Q.... c.c., D. 1012, col. n° 3, ammoniacales, iode.

Le 26. P. 72, T. R. 36,7. Urines Q. 1880 c.c., D. 1008,5, col. n° 3, claires, pas d'acide urique, iode.

Urée, 6,2 par litre, 11,65 par 24 heures.

Le 27. P. 68, T. R. 37,2. Urines Q. 1920 c.c., D. 1009, col. n° 3, ammoniacales, iode.

Le 28. P. 72, T. R. 37,9. Urines Q. 1850 c.c., D. 1008,5, col, n° 2, ammoniacales, iode.

Le 29. P. 72, P. R. 36,9. Urines Q. 1820 c.c., D. 1009,5, col, n° 3, claires, pas d'acide urique, iode.

Urée, 5 par litre, 9,10 par 24 heures.

Le 30. P. 72, T. R. 37,3. Urines Q. 1970 c.c., D. 1010, col. n° 3 ammoniacales, iode.

Le 2 janvier. P. 64. Urines. . . . c.c., D. 1013,5, col. 3, ammoniacales, iode.

Le 3. P. 84. Urines Q. 1860 c.c., D. 1009, col. n° 2, claire, pas d'acide urique, iode.

Urée, 3,4 par litre, 6,63 pour 24 heures.

Le 4. P. 64. Urines Q. 1860 c.c., D. 1009, col. n° 2°, claire, pas d'acide urique, iode.

Urée, 3,6 par litre, 6,69 par 24 heures.

Le 6. P, 68. Urines Q. 1640 c.c., D. 1008, col. n° 2, ammoniacales, iode.

Le 7. P. 72. Urines Q. 2,560 c.c., D. 1007, col. n°s 1 à 2, ammoniacales, iode.

Le 8. P. 68. Urines Q. 1110 c.c., D. 1010, col. n° 9, ammoniacales, iode.

Le 9. P. 72. Urines Q. 1940 c.c., D. 1012, col. n° 3, ammoniacales, iode.

Le 10. Urines. Q. 1960 c.c., D. 1013, col. n° 2, ammoniacales, iode.

Le 11. Urines Q. 1820 c.c., D. 1011, col. n° 2, ammoniacales, iode.

Le 11. Urines Q. 1520 c.c., D. 1012, col. n° 2, ammoniacales iode.

Le 16. Urines Q. 2120 c.c., D. 1012, col. n° 2, ammoniacales, iode.

Le 17. Urines . . . c.c., D. 1012, col. n° 2, ammoniacales, iode.

Le 18. Urines Q. 1360 c.c., D. 1013,5, col. n° 3, claires, pas d'acide urique, iode.

Urée, 6,6 par litre, 8,97 par 24 heures.

Le 19. Urines. Q. 2360 c.c., D. 1010,5, col. n° 2, ammoniacales, iode.

Le 28. On ne trouve pas d'indican dans les urines.

OBSERVATION II.

Voici l'observation du malade telle que nous la trouvons dans la thèse de M. Halma Grand.

Bozzi (Jean-Jacques), âgé de trente-sept ans, peintre en bâtiment, né à Villette (Italie), hôpital Temporaire, salle Sainte-Geneviève, lit n° 11. Entré le 29 novembre 1875.

Antécédents. — Les parents de ce malade n'ont jamais eu la goutte. Ni son père, ni sa mère, ni son grand'père, morts tous trois d'une attaque d'apoplexie, n'ont, au dire du malade, présenté aucun phénomène ressemblant à cette affection. Ses deux frères, qui ont été tous deux soldats, vivent encore et sont parfaitement portants.

Dès l'âge de quatorze ans, Bozzi était employé dans un atelier de peinture où il broyait des couleurs. Depuis, après avoir fini son apprentissage, il a toujours été peintre, et ce n'est que depuis trois ans que sa santé l'empêche de continuer cet état. Il n'a jamais eu de coliques de plomb, mais il est évidemment en puissance d'imprégnation saturnine. Il a le liséré ginginal, de violentes douleurs arthralgiques l'ont fait et le font encore souffrir. De plus, il a eu des accidents d'encéphalopathie. C'est ainsi qu'il accuse avoir dans sa jeunesse éprouvé des vertiges, il perdait connaissance, avait des mouvements convulsifs des muscles. Il a même remarqué entre vingt et vingt-quatre ans que sa vue diminuait. Ce trouble a persisté, et il accuse encore un très-considérable affaiblissement de la vision.

Le malade affirme n'avoir jamais fait d'excès alcooliques. Il n'a pu se procurer que l'alimentation habituelle des ouvriers, plutôt moins que plus. Interrogé s'il abusait de la bière ou si seulement il en faisait un usage habituel, il accuse pour cette boisson une très-significative répugnance.

Apparition d'hémorrhoïdes.

Au commencement de l'année 1866 le malade a été atteint de fièvre typhoïde et de variole qui l'ont retenu deux mois au lit.

C'est à vingt-huit ans qu'est apparue la première attaque de goutte. Il y avait déjà quatorze ans qu'il était en contact journalier avec le plomb. Un soir du mois de septembre 1866 à neuf heures, Bozzi allait se coucher, quand il sentit dans l'articulation *tibio-tarsienne* une douleur très-vive qu'il compare, pour la rapidité et la souffrance qu'elle lui faisait endurer, à « *un coup de fusil.* » Cette douleur était tellement atroce que le malade ajoute qu'elle le faisait pleurer. Elle dura toute la nuit et deux ou trois jours après elle avait disparu. Bozzi pouvait marcher, mais il ne reprit son travail qu'au bout de huit jours. Alors sa santé était absolument revenue, son articulation était très-libre. Il avait remarqué lors de cette attaque un gonflement assez considérable des veines du pied et des malléoles.

En décembre de la même année, un dimanche soir, Bozzi est pris d'une violente douleur dans le *coude gauche*, douleur semblable à celle qu'il avait ressentie trois mois auparavant; en même temps son coude était gonflé, et la peau de cette région était rouge. Les mouvements étaient impossibles. Dans cette seconde attaque la douleur, le gonflement et la rougeur avaient duré bien plus longtemps que dans la première : au bout de huit jours seulement ils avaient disparu; mais le malade ne pouvait reprendre son travail que huit jours après. Du reste, l'articulation était devenue aussi mobile qu'auparavant.

Au mois d'avril 1867, après plusieurs mois de très-bonne santé, Bozzi entre à l'hôpital de la Charité dans le service de M. le Dr Pidoux. Il était encore repris d'accidents articulaires, mais d'une façon bien plus complète et bien plus tenace. Les deux articulations *tibio-tarsiennes* ont été alors affectées simultanément. A peine le premier accès avait-il disparu que les orteils se sont pris; puis, par autant d'accès subintrants, l'arthrite s'est emparée de l'articulation des doigts, des genoux, des poignets, des coudes, des épaules et des vertèbres cervicales. Cette longue attaque a été précédée de quelques accidents dyspeptiques que le malade, déjà instruit par l'expérience, savait être l'annonce d'un nouvel accès. Bozzi est resté à l'hôpital pendant trois mois, jusqu'à la fin du mois de juin, et ce n'est que quinze jours après sa sortie qu'il a pu se remettre à son travail. A cette époque, M. Pidoux crut avoir affaire à une attaque de rhumatisme aigu.

Au mois de septembre de la même année, Bozzi entrait de nouveau à l'hôpital de la Charité dans le service de M. le Dr Bourdon. Cette fois les articulations, les premières atteintes, furent les articulations des doigts, et celles qui se prirent ensuite furent successivement les poignets, les coudes et les épaules, puis les hanches, les genoux, les chevilles et les orteils. Du reste, mêmes douleurs accompagnées de tuméfaction et de rougeur. Le malade ne se rappelle pas à quelle époque il est sorti, mais il se souvient d'avoir passé le 1er janvier 1868 à l'hôpital. C'est pendant ce séjour qu'on s'aperçut pour la première fois de la présence des concrétions tophacées dans les cartilages de l'oreille externe. Le malade sortit guéri de l'hôpital, mais avec la persistance de roideurs articulaires et des tophus. Depuis cette époque jusqu'en 1870, des attaques analogues revenaient chaque été et chaque hiver, et duraient deux à trois mois à chaque reprise, les atteintes pendant l'été étaient les plus violentes. Lorsqu'il souffrait ainsi, le malade se faisait admettre dans le service de M. le Dr Bourdon, qui avait reconnu la présence de nouveaux tophus dans les articulations du genou.

Pendant la guerre (1870-1871), le malade est retourné en Italie, et a été pendant l'hiver pris, suivant son habitude, d'un accès de goutte. Depuis cette époque il a toujours été régulièrement deux fois l'an, pris d'accès. Une fois il a été soigné à l'hôpital Necker par M. le Dr Delpech, les autres fois par M. le Dr Bourdon, à l'hôpital de la Charité.

Le 22 juillet 1875, Bozzi est entré à l'hôpital Temporaire de la rue de Sèvres, et a passé trois mois dans le service de M. Fernet. Son attaque de goutte a ressemblé aux précédentes; de plus on a observé un nouveau tophus au cinquième orteil droit. Il est enfin sorti le 7 octobre 1875 pour rentrer, le 29 novembre de la même année, dans le service pris en janvier par Gerin-Roze.

Il a présenté les mêmes accidents que dans les précédentes attaques et offre actuellement l'état suivant :

État actuel du malade. — La peau présente une coloration jaunâtre, et le malade offre un aspect cachectique prononcé. Il est amaigri, ses cheveux grisonnent. Il affirme qu'il n'a jamais eu aucun accident syphilitique. Il présente un liséré gingival très-accentué. Les extenseurs des avant-bras sont notablement atrophiés, et cette atrophie date déjà d'une dizaine d'années.

Membres supérieurs. Les articulations des phalanges entre elles sont immobiles, ankylosées. La peau qui les recouvre est pâle, tendue, lisse, et semble adhérer aux tissus sous-jacents. Les doigts ne présentent pas une déviation en masse vers le bord cubital de la main. Ils sont coniques, élargis à la base, et s'effilant à leur extrémité. On observe un renflement au niveau des articulations, des phalanges entre elles. Seules les articulations métacarpo-phalangiennes présentent une mobilité relative. Les poignets jouissent de leurs mouvements normaux, mais l'articulation du coude de chaque côté ne peut atteindre l'extension complète : la demi-flexion est la limite qu'elle ne peut dépasser. Les mouvements de supination et de pronation s'exécutent normalement. Les articulations des épaules ne présentent rien de particulier à noter.

Membres inférieurs. — Les articulations du pied et des orteils sont mobiles, sauf les articulations des deuxième, troisième et quatrième orteils du pied droit. Ces dernières sont enkylosées et présentent de plus une subluxation en haut de la phalangine sur la phalange : sur la partie externe du deuxième orteil gauche on remarque un tophus qui s'est abcédé. La matière crayeuse recueillie a été reconnue pour être de l'urate de soude. Sur la pulpe du cinquième orteil, du même côté, on observe un autre tophus entouré par une zone rouge inflammatoire, provoquée par sa présence dans ces tissus. Les articulations tibio-tarsiennes sont le siége d'un léger gonflement. Quoiqu'elles jouissent de leur mobilité à peu près complète, Bozzi éprouve non-seulement de la difficulté, mais encore de la douleur à les mouvoir. Les mouvements peuvent s'exécuter dans toute leur amplitude dans les genoux, seulement avec un peu de raideur. On remarque de chaque côté de la rotule de petits corps roulant dans la synoviale, un peu distendue par une grande quantité de liquide, deux ou trois pour chaque articulation. Ces corps sont sans doute des concrétions tophacées. Au niveau du grand trochanter du côté droit on voit une cicatrice récente provenant d'un anthrax datant d'un mois et demi, et coïncidant avec la fin de l'attaque qui a amené Bozzi à l'hôpital.

Outre les tophus que l'on remarque sur les orteils et dans les synoviales des genoux, on en observe un grand nombre sur les deux oreilles externes ; plusieurs sur l'hélix et l'anthélix de l'oreille droite et dans le sillon qui les sépare, deux sur l'hélix de l'oreille gauche.

Le malade éprouve des douleurs très-vives au niveau des articulations sterno-claviculaires, douleurs s'irradiant dans la direction des sterno-mastoïdiens. Il ajoute qu'outre ces douleurs il est pris souvent d'oppression très-violente, si terrible quelquefois qu'il est forcé de passer des nuits entières assis sur son séant dans des angoisses terribles. Maintenant Bozzi raconte que depuis trois ans il souffre continuellement, que les accès, moins forts et moins douloureux, sont séparés par des intervalles durant lesquels la santé ne revient jamais complète, à ce point que, depuis cette époque, il a été forcé d'abandonner tout travail.

Lors de sa troisième attaque de goutte, il tombait, dès le début de ses accès, dans un état comateux assez profond pour que la mémoire ne pût lui revenir qu'à la fin de l'accès. Deux ou trois fois cette circonstance s'est reproduite.

Les *viscères abdominaux et thoraciques*, examinés avec soin, n'ont rien d'anormal. Le cœur offre un léger souffle anémique. Les poumons nous donnent les signes d'une légère bronchite. On n'observe pas le moindre indice de tuberculose. Bozzi a eu le 27 avril 1876 un crachement de sang. Les crachats sont restés sanguinolents pendant quelque temps et le 4 mai ils étaient à peine teintés. Déjà au mois de juin 1875 il avait eu une première hémoptysie, et antérieurement il souffrait d'épistaxis assez abondantes. Le malade manque d'appétit depuis fort longtemps, il souffre de plus d'une dyspepsie incessante. Le foie dépasse un peu le rebord des fausses-côtes. On a examiné l'urine avec soin à plusieurs reprises; elle ne présentait ni sucre, ni albumine, ni acide urique.

L'examen de la sérosité d'un vésicatoire a été fait par le procédé du fil. Soit qu'on aie mal expérimenté, soit que réellement il n'y eut pas d'acide urique, cette expérience a été suivie d'insuccès.

Tel était l'état du malade à la fin de 1875. Avant qu'il n'ait quitté l'hôpital temporaire, M. Pouey donne au commencement de 1877 une nouvelle description de son état et la relation assez détaillée d'une attaque aiguë qu'il éprouva à cette époque. Voici les détails que nous trouvons dans la thèse dont nous venons de parler :

Le 15 janvier 1877. Le malade est maigre et pâle, il se plaint de bourdonnements d'oreilles, de céphalalgie. Sa mémoire a considérablement diminué ; sa vue s'est affaiblie. Depuis quelques temps, vomissements liquides survenant une heure et demie après le repas du soir; convulsions partielles. Les migraines se font de nouveau sentir depuis quatre ou cinq jours ; elles ne s'accompagnent que de nausées. Les désordres locaux sont très-remarquables.

Le pavillon des oreilles, celui de l'oreille droite en particulier, est le siége de concrétions tophacées de la grosseur d'une lentille, formant des saillies hémisphériques de couleurs blanchâtres. L'apparition de ce tophus a suivi de près le troisième accès.

Toutes les articulations phalango-phalangiennes sont gonflées, rouges, les doigts ont un aspect moniliformes ; le gonflement existe avec les mêmes caractères sur l'articulation métacarpo-phalangienne de l'index gauche. Ces déformations sont produites par des tophus. On découvre encore des dépôts tophacés dans les gaînes des troisième et quatrième métacarpiens droits.

Le coude gauche est ankylosé depuis deux ans ; l'avant-bras se présente demi-fléchi dans la pronation ; la supination est impossible.

Au niveau des pieds on constate des déformations analogues à celles des mains ; les quatre derniers orteils gauches sont immobilisés dans la flexion. A droite, les orteils correspondants sont tuméfiés et dans la rectitude; l'extrémité antérieure des deux derniers est le siége de concrétions calculeuses à découvert.

La bourse séreuse rétro-calcanéenne gauche est douloureuse ; on perçoit un tophus peu volumineux sur le bord extérieur du tendon d'Achille, à la hauteur de la malléole.

Il existe également au niveau de la rotule, du même côté, de petites nodosités aplaties roulant sous le doigt. Quand on saisit l'articulation à pleine main et qu'on imprime des mouvements à la jambe, on perçoit une sensation très-nette de raclement.

Le malade prétend avoir perçu au niveau de l'articulation coxo-fémorale droite des nodosités profondes que nous ne retrouvons pas. Cette jointure a été le siége de douleurs excessivement vives.

Poumons. — Bozzi tousse depuis longtemps ; il a eu à plusieurs reprises des expectorations sanglantes. Accès d'asthme fréquents, râles de bronchite dans les deux poumons.

Foie. — Le foie paraît normal quant au volume. Le malade prétend que sa peau, de temps en temps, semble se colorer en jaune.

Cœur. — Souffle doux à la base ; palpitations fréquentes.

20 janvier. De violentes douleurs se déclarent dans l'épaule gauche.

Le 21. Les douleurs se font sentir dans le coude, le poignet et les doigts du même côté. Raideur des articulations ; un peu de gonflement et de rougeur à l'épaule. T. Crème de tartre.

Le 22. Inappétence, migraine et envies de vomir. T. Bains de vapeur.

Le 25. Les douleurs se sont calmées, le gonflement de l'épaule a disparu.

Le 26. Les orteils deviennent douloureux. Le deuxième à gauche est gonflé, rouge, extrêmement sensible. Le bras va mieux. On supprime la crème de tartre. T. Acétate de potasse 10 grammes.

Le 27. Les deuxième et et troisième orteils sont très-rouges. Douleurs atroces lorsque le malade veut marcher.

Le 28. Le malade n'a pas dormi. Douleurs dans la colonne vertébrale. Le bras est toujours un peu sensible ; il en est de même des orteils.

Le 30. Depuis hier toutes les articulations du membre inférieur sont douloureuses. La douleur est plus forte dans la région lombaire ; pas d'appétit, langue blanchâtre.

5 février. Il ne reste plus qu'un peu de sensibilité douloureuse, comme dans l'intervalle des attaques.

Le 17. On remarque de la rougeur au niveau d'une des nodosités de la face antérieure de la rotule droite. Déjà hier, il y avait un peu de douleur.

Le 18 Le genou droit est gonflé, rouge, douloureux. La douleur s'étend à la hanche.

Le 19. Injection d'acide phénique (2 pour 100); deux seringues à la face antérieure de la rotule. Les phénomènes se sont apaisés au genou. Bozzi souffre dans les deux épaules au dessous de la clavicule. La peau est chaude, la langue blanche. Pouls, 76.

Le 20. De minuit à 7 heures du matin, des douleurs très-vives ont occupé le genou, la hanche et le pied du côté droit. Pouls, 84. T. 38°,7. On prescrit acide salicylique, 12 grammes. Régime lacté.

Le 22. Douleurs moins vives ; langue blanche. Acide salicylique 8 grammes.

Le 23. B... souffre au niveau de l'articulation sterno-claviculaire et de la première articulation sterno-costale. Pouls moins régulier 96. Urine très-claire.

Le 24. Le malade éprouve un grand soulagement. On supprime l'acide salicylique et on le remplace par sulfate de soude 40 grammes. On a constaté hier des aiguilles d'urate de soude dans la matière issue d'un tophus.

Le 26. Les douleurs ont été très-fortes dans le pied cette nuit. Salicylate de soude, 8 grammes.

Le 4 mars, l'attaque est terminée.

Depuis sa dernière attaque du mois de février dernier, la santé de notre malade a été bonne et il entre à l'hospice de Bicêtre le 14 Mars 1877.

Le 15 octobre, le nommé Bozzi est atteint d'un nouvel accès de goutte, qui débute par le poignet droit, le coude et l'épaule du même côté avec endolorissement, sans gonflement du poignet gauche. Quatre jours après il entre dans le service de M. Bouchard, à l'infirmerie, salle Ste-Foy n° 22.

Le 20. On constate que les trois grandes articulations du membre supérieur droit sont seules envahies, la rougeur est diffuse la tuméfaction est considérable, très-grande douleur. Au premier aspect on prendrait facilement cette fluxion pour du rhumatisme articulaire, si les tophus des autres régions du corps ne mettaient sur la voie du diagnostic. Le malaise est général. Perte de l'appétit, langue sale. P. 72,8. R. 39,2. Urines D. 1020, traces d'albumine par le réactif de Tanret, couleur jaune rouge; au microscope on constate la présence de nombreux et gros cristaux d'acide urique, et quelques tubes granuleux graisseux. Potion avec 8 grammes de salicylate de soude.

Le 21. Une demi-heure après avoir commencé la potion, le malade a cessé de souffrir. La nuit s'est passé sans sommeil bien que la douleur ait disparu. Urines, Q. 920 c. c. D. 1017 couleur jaune rouge. Potion avec 8 grammes de salicylate de soude.

Le 22. Le gonflement et la rougeur diminuent; la langue est blanche, le malade a toujours soif. P. 80. T. R. 38,4. Urines Q. 460 cc. D. 1018 couleur jaune rouge. Potion avec 8 grammes de salicylate de soude.

Le 23. Le malade ne souffre plus, le gonflement a presque totalement disparu. Un peu de rougeur seulement sur le dos de la main droite. P. 92. T. R. 37,6. Urines Q. 800 cc. D. 1018, elles présentetu une coloration verte assez accusée. Potion avec 8 gram. de salicylate de soude.

Le 24. Dixième jour de l'accès ; le gonflement a encore diminué, la douleur est presque nulle. La langue est encore blanche. P. 68. T. R. 37,6. Urines Q. 1040 cc. D. 1019, coloration verdâtre, dépôt assez abondant d'acide urique. Potion avec 4 grammes de salicylate de soude.

Le 25. La main est un peu douloureuse, sans rougeur ni gonflement. Rien ailleurs sauf à l'annulaire gauche qui depuis quelques jours est rouge et douloureux. La langue est blanche. P. 60. T. R. 37,4. Urines Q. 2000 cc. D. 1014 toujours verdâtres, acide urique. On supprime la potion de salicylate.

Le 26. Nouvelle fluxion sur la main gauche qui est le siége de gonflements et d'une coloration rosée, elle n'est pas très-douloureuse. P. 80. T. R. 37,4. Urines Q. 1430 cc. D. 1015, verdâtre, acide urique.

Le 27. La fluxion de la main gauche augmente, la langue est blanche, le malade a eu quelques frissons dans la soirée. P. 72. T. R. 38,2. Urine Q. 1540 cc. D. 1015, la coloration tend à disparaître.

Un vésicatoire appliqué au bras, quelques jours auparavant, a donné une sérosité qui, traitée par le procédé de Garrod, contient un grand nombre de gros cristaux jaunâtres rhomboédriques d'acide urique.

Le 29. La fluxion a encore augmenté les deux jours précédents, elle a atteint le deuxième orteil du pied gauche et le troisième du pied droit. P. 80. T. R. 40. Urines Q. 950 cc. D. 1017.

Le 30. La fluxion goutteuse a atteint le genou gauche, la température est de 40,3 P. 84.

Le 31. La fluxion n'a pas diminué, le genou est peu douloureux. P. 84. T. R. 38,4. Urines Q. 1250 cc. D. 1015.

Le 1er novembre. Le genou droit est à son tour le siége de l'inflammation goutteuse, les autres fluxions de la main gauche, des orteils et de l'autre genou persistent. P. 74. T. R. 38,2. Urines, Q. 1100 cc. D. 1016.

Le 3. Les symptômes de douleur et de gonflement disparaissent, P. 92. T. R. 38,5. La densité de l'urine est de 1015.

Le 5. Le genou droit ainsi que le coude l'épaule et la main du même côté sont encore douloureux. P. 80. T. R. 38,2. Urines Q. 820 cc. D. 1015 jaune, pas d'albumine.

Le 6. La douleur du genou droit a disparu. P. 72. T. R. 37,8. Urines Q. 825 cc. D. 1015, elles sont claires, pas d'acide urique.

Le 7. Douleur pendant la nuit à l'articulation métacarpo-phalangienne du gros orteil droit, avec irradiation sur le dos du pied et dans la jambe. P. 64. T. R. 37,3. Urines Q. 990 cc. D. 1015.

Urée 18 grammes par litre; 17,9 par 24 heures.

Le 8 La langue est un peu blauche, la douleur de la veille s'est accentuée pendant la nuit et a atteint le genou droit. Insomnie. P. 70. T. R. 37,1. Urines Q. 1390 cc. D. 1014.

Le 9. Mêmes douleurs et même insomnie. P. 70. T. R. 37,1. On donne une potion avec 2 grammes d'hydrate de chloral. Urines, Q. 1550 cc. D. 1014.

Le 10. Plus de douleur, sommeil, P. 56. T. R. 37,1. Urines, Q. 1560 cc. D. 1013. Potion au chloral.

Le 11. Toujours pas de douleur, nuit bonne. P. 50. T. R. 37. Potion au chloral. Urines Q. 1720 cc. D. 1010,5 col. n° 3.

Le 12. Le malade n'a pas pris sa potion de la veille, aussi la nuit est-elle agitée; mais pas de douleur. P. 64. T. R. 37,2. Urines, Q. 1440 cc. D. 1013.

Urée 9,8 par litre 13,3 par 24 heures.

Le 13. Les accès précédents ont laissé sur la face dorsale de l'articulation phalangienne du pouce et sur le côté interne de l'articulation extrême du médius droit une tumeur fluctuante molle, la peau est rouge, tendue à ce niveau; on voit commencer la desquamation épidermique sur la main droite. Le malade présente en outre sur le front à la naissance des cheveux de petites écailles blanchâtres. P. 60. T. R. 37. Uurines Q. 1055 cc. D. 1813,5 col. n° 2 très-claire; acide urique.

Le 14. P. 52. T. R. 36,9. Urines Q. 1260 cc. D. 1013 col. n° 2 jaune clair.

Le 15. P. 60, T. R. 37,1. Urines, Q. 1860 cc. D. 1013 col. n° 2, jaune clair, acide urique.

Le 16. P. 56. T. R. 37. Urines Q. 1550 cc. D. 1012 col. n° 2, jaune clair, acide urique.

Le 17. P. 56. T. R. 37,2. Urines Q. 1480 cc. D. 1012 col. n° 2, jaune clair, acide urique.

Le 18. Desquamation de la main gauche. P. 60. T. R. 37,2. Urines Q. 1010 cc. D. 1011,5. col. n° 2; pas d'albumine.

Le 19. Le malade éprouve du malaise; dégoût, perte de l'appétit, langue blanche. P. 52. T. R. 37,1; 1 gr. 50 d'ipéca. Urines, Q. 1330 cc. D. 1010,5 col. n° 2, acide urique.

Urée 9,8 par litre, 13,3 par 24 heures.

Le 20. Le malaise de la veille a disparu. P. 64. T. R. 37,4 Urine Q. 1070 cc. D. 1013, col. n° 3, acide urique.

Le 21. P. 56. T. R. 37,5. Urines Q. 930 cc. 1011,5 col. n° 2, acide urique.

Urée 8,4 par litre, 7,4 par 24 heures.

Le 25. Violente douleur avec rougeur et gonflement sur la face dorsale du carpe gauche et au niveau de l'articulation radio-carpienne. P. 68. T. R. 37,8. Urines Q. 1445 cc. D. 1013 col. n° 2.

Urée, 18,8 par litre, 17,51 par vingt-quatre heures.

Le 21. La rougeur de la veille a disparu, mais elle s'est propagée ainsi que la douleur sur la face postérieure de l'avant-bras gauche jusqu'au coude, elle est très-vive un peu en dehors de l'olécrane, la douleur est aussi très-vive au niveau de l'articulation métacarpo-phalangienne du petit doigt. P. 68, T. R. 38,1. Urines, Q. 1240, cc. D. 1015, col. n. 3. Acide urique. Potion gommeuse avec 10 grammes de vin de colchique, cette potion est continuée les jours suivants.

Le 24. La douleur a été très-vive dans tout le membre gauche, on administre 6 grammes de salicylate de soude au bout de six heures, la douleur est totalement calmée.

Le 25. Pas de douleur. P. 61, T. R. 37. Urines, quantité perdue. D. 1015, col. n. 3.

Le 26. La douleur de la main n'a pas reparu, elle persiste un peu au coude du même côté. P. 60, T. R. 37,1. Urines, Q. 1020, cc. D. 1014,5, col. n. 3. On trouve encore au moyen du perchlorure de fer étendu du salicylate dans les urines. Pas d'albumine.

Le 27. P. 64. T. R. 37. Urines, Q. 1430 cc. D. 1012, col. n. 2.

Le 28. La douleur a totalement disparu. P. 60, T. R. 37,2. Urines, Q. 1480, cc. D. 1014,5, col. n. 2.

Urée, 10,6 par litre, 15,68 par vingt-quatre heures.

Le 29. P. 56, T. R. 37,2, Urines, Q. 1220, cc. D. 1014, col. n. 2, jaune claire.

Urée, 12,6 par litre, 15,68 par vingt-quatre heures.

Le 30. P. 60, T. R. 37,1. Urines, Q. 1360 cc. D. 1014, col. n. 2, jaune clair.

1er décembre. P. 62, T. R. 37. Urines, Q. 1410 cc. D. 1012,5, col. n. 2, jaune clair.

Urée, 10,2 par litre, 14,18 par vingt-quatre heures.

Le 2. P. 56, T. R. 36,6. Urines, Q, 1320 cc. D. 1013, col. n. 2. claires.

Urée, 12,2 par litre, 16,10 par vingt-quatre heures.

Le 3. P. 60, T. R. 37,2. Urines, Q. 1215 cc. D. 1012,5, col n. 2.

Urée, 10,6 par litre, 14,9 par vingt-quatre heures.

Le 4. P. 52, T. R. 36,8. Urines, Q. 1450 cc. D. 1014, col. n. 3.

Urée, 11,2 par litre, 16,24 par vingt-quatre heures.

Le 5. P. 54, T. R. 37. Urines, Q. 1120 cc. D. 1015, col. n. 3, jaune clair.

Urée, 12,2 par litre, 13,66 par vingt-quatre heures.

Le 6. P. 60, T. R. 37. Urines, Q. 1250 cc. D. 1015, col. n. 3, troubles, acide urique.

Le 7. P. 54, T. R. 37. Urines, Q. 1470 cc. D. 1011,5, col. n. 2, très-claires, acide urique.

Le 8. P. 60, T. R. 37.2. Urines, Q. .. .. cc. D. 1011, col. n. 2, claires, acide urique.

Le 9. P. 60, T. R. 37. Urines, Q. ...... cc. D. 1014, col. n. 3, claires, acide urique.

Le 10. *Etat actuel. Membres supérieurs.* — Les doigts de la main droite présentent tous une légère saillie au niveau des têtes articulaires de leur articulation moyenne, ce qui leur donne l'aspect de fuseaux. On trouve un tophus peu considérable à la base et sur la face externe du médius, une autre à l'extrémité supérieure et externe du petit doigt. En outre, on remarque un certain nombre de petits tophus de la grosseur d'une lentille sur les gaînes des extenseurs au niveau du dos de la main et répartis de la façon suivante : deux sur la gaîne du tendon de l'annulaire, un sur celle du médius, un sur la gaîne du pouce, l'articulation extrême du médius est à demi-ankylosée, les articulations de l'annulaire et du petit doigt le sont complètement. A la base du pouce on trouve les restes d'un ancien tophus. A la main gauche les doigts sont toujours un peu fusiformes, mais moins que du côté étroit. On ne trouve plus de tophus dans les gaînes, sauf une petite lentille sur l'extenseur du pouce. On trouve à l'articulation phalangine du pouce un gros tophus rouge fluctuant qui s'est produit pendant la dernière attaque. Un tophus semblable siége sur le côté interne de l'articulation extrême du médius, la tête de la phalangine s'accuse sous la peau par deux points blancs saillants, l'index est particulièrement fusiforme, il présente à sa base une concrétion; son extrémité est très-effilée, le petit doigt présente une concrétion semblable. Ankylose incomplète de l'annulaire; d'une façon générale les articulations des doigts pour lesquelles nous n'avons pas signalé d'ankylose ne jouissent pas de toute la liberté de leurs mouvements, ceux-ci sont plus ou moins limités et bien que le malade puisse écrire et dessiner, sa main est moins adroite et moins forte que par le passé, les articulations du poignet sont intactes, les avant-bras atrophiés et les coudes ne permettent que la demi-flexion, les mouvements de pronation sont impossibles.

Membres inférieurs.—Au pied gauche les articulations moyennes des orteils, moins le pouce, sont ankylosées dans la flexion et présentent à cet angle une augmentation de volume, l'articulation médio-tarsienne est ankylosée; à droite, même aspect des orteils un peu moins accusé, sur le côté externe du petit doigt on trouve la trace d'un tophus qui s'est abcédé. A la base du gros orteil et du petit doigt on trouve d'anciennes masses tophacées peu considérables. Au niveau des gaînes des extenseurs, on sent des granulations en grand nombre qui rappellent celles de la main. Les articulations du cou-du-pied sont presque complètement libres; aux genoux, dans la bourse séreuse prérotulienne, on trouve de chaque côté de gros tophus aplatis roulant sous la peau, mobiles non adhérents à la rotule au nombre de sept ou huit pour le genou gauche et de trois ou quatre plus volumineux pour le droit.

Les oreilles présentent un certain nombre de dépôts solides, crayeux, enchassés dans la peau, ceux de l'oreille gauche sont cachés pour la plupart dans le sillon qui sépare l'hélix de l'anthélix; à droite ils sont plus volumineux et plus apparents, quelques-uns sur le tragus, de chaque côté, ainsi que sur le bord libre de la conque. On trouve aussi de petits dépôts miliaires à la racine du nez.

L'état général est très-satisfaisant. Le nommé Bozzi présente comme faciès l'apparence d'une bonne santé, la figure est pleine, la vue est assez nette, la mémoire est encore bonne, l'intelligence ne laisse rien à désirer, il marche sans trop de difficulté, l'appétit est bon, il est seulement sujet assez souvent à des maux de tête, à des malaises passagers et à de la constipation.

Pendant la journée du 10, le malade a ressenti une légère douleur dans la main gauche. P. 60, T. R. 37.

On supprime la potion au vin de colchique et on donne une potion gommeuse avec 64 centigrammes d'iodure de lithium. Urines, Q. 15,90 cc. D. 1011,5, col. n. 5.

Le 11. Le malade a pris sa potion dans la soirée, on ne trouve pas d'iode dans les urines de la nuit; mais on en trouve en quantité considérable dans celles de midi. Urines, Q. 1860 cc. D. 1013.

Le 12. Le malade n'a pas pris sa potion, aussi ne trouve-t-on que peu d'iode dans les urines. P. 60, T. R. 37,2. Urines, Q. 122 cc. D. 1016, col. n. 4.

Le 13. P. 60, T. R. 37,1. Urines, Q. 1340 cc. D. 1015. col. n. 3, claires, acide urique, iode.

Le 14. P. 64, T. R. 37,1. Urines, Q. 1390 cc. D. 1015, col. n. 4, jaune rouge, acide urique, iode.

Urée, 14,2 par litre, 19,73 par vingt-quatre heures.

Le 15. P. 58, T. R. 37, Urines, Q. 1660 cc. D. 1015, col. n. 3, claires, acide urique, iode.

Le 17. Depuis la veille le malade se plaint de sécheresse de la gorge, on lui fait prendre sa potion dans du lait. P. 68, T. R. 37,1. Urines, Q. 1910 cc. D. 1012, col. n. 4, claires, acide urique, iode.

Le 18. Légère douleur à l'épaule droite. P. 68, T. R. 36,8. Urines, Q. 1290 cc. D. 1016, col. n. 4, claires, acide urique, iode.

Urée, 13,2 par litre, 16,5 par vingt-quatre heures.

Le 19. P. 68, T. R. 37,3. Urines, Q. 1370 cc. D. 1016, col. n. 4, jaune rouge, pas d'acide urique, iode.

Le 22. Urines, Q. 1440 cc. D. 1014, col. n. 3. Alcalines, iode.

Le 23. P. 68, T. R. 37,3. Urines, Q. 1320 cc. D. 1015, col. n. 3, ammoniacales, iode.

Le 24. P. 63, T. R. 37,2. Urines, Q. 1860 cc. D. 1013,5, col. n. 2, ammoniacales, iode.

Le 25. P. 64, T. R. 37,1. Urines, Q. 1570 cc. D. 1014, col. n. 2, ammoniacales, iode.

Le 26. P. 64. T. R. 37. Urines, Q. 1410 cc. D. 1014,5, col. n. 2, claires, acide urique, iode.

Urée, 12,8 par litre, 18,4 par vingt-quatre heures.

Le 27. P. 72, T. R. 37,4. Urines, Q. ...... cc. D, 1013,5, col. n. 2, alcalines, iode.

Le 28. P. 72. T. R. 37,4. Urines, Q. 9,910 cc. D.1016,5, col. n. 2, claires, pas d'acide urique, iode.

Urée, 16,4 par litre, 15,92 par vingt-quatre heures.

Le 29. P. 80, T. R. 37,2. Urines, Q. 1490 cc. D. 1016, col. n. 3, claires, pas d'acide urique, iode.

Le 30. P. 80, T. R. 37,2. Urines. Q. 1490 cc. D. 1016, col. n. 3, claires, pas d'acide urique, iode.

Urée, 11,8 par litre, 17,4 par vingt-quatre heures.

2 janvier. P. 80. Urines, Q. ...... D. 1013,5, col. n. 3, acide urique, très-acide, iode.

Le 3. P. 64. Urines, Q. 1340 cc. D. 1016,5, col. n. 3, très acides, acide urique, iode.

Urée, 12,2 par litre, 16,68 pour vingt-quatre heures.

Le 4. P 66. Urines, Q. 1460 cc. D. 1016, col. n. 3, ammoniacales, iode.

Le 6. P. 72. Urines, Q. 1360 cc. D. 1012, col. 3, un peu acide, claires, pas d'acide urique, iode.

Urée, 12 par litre, 16,32 par vingt-quatre heures.

Le 7. P. 60. Urines, Q. 1015 cc. D. 1013, col. n. 3, ammoniacales, iode.

Le 8. P. 18. Urines, Q. 1180 cc. D. 1016, col. n. 3, ammoniacales, iode.

Le 9. P. 60. Urines, Q. 1416 cc. D. 1015, col. n. 2, ammoniacales, iode.

Le 10. P. 68. Urines, Q. 1530 cc. D. 1014, col. n. 3, ammoniacales, iode.

Le 11. P. 72. Urines, Q. 1640 cc. D. 1014, col. n. 3, ammoniacales, iode.

Le 12. P. 68. Urines, Q. 1780 cc. D. 1016, col. n. 3, alcalines, iode.

Le 16. P. 60. Urines, Q. 1460 cc. D. 1813, col. n. 3, alcalines, iode.

Le 17. P. 68. Urines, Q. 1190 cc. D. 1016, col. n. 3, alcalines, iode.

Le 18. Urines Q. 1320 cc. D. 1015, col. n. 2, acides clair, acide uriques, iode.

Urée, 13,14 par litre, 17,68 par vingt-quatre heures.

Le 19. Urines, Q. 1450 cc. D. 1016, col. n. 3, alcalines, iode.

Le 28. On trouve de l'indican dans les urines.

GOUTTE AIGUE.

Symptômes prémonitoires. — L'attaque de goutte articulaire est rarement la première manifestation de la maladie ; presque toujours en cherchant avec soin dans l'histoire des malades, on trouve des troubles fonctionnels variés, sur lesquels les divers auteurs ont successivement attiré l'attention.

Ces troubles sont de deux sortes : les premiers apparaissent longtemps avant le premier accès et peuvent être considérés comme les premiers symptômes de la dyscrasie goutteuse, les autres, plus aigus, plus douloureux en général, se produisent la veille ou l'avant-veille de l'attaque dont ils sont les avertisseurs ; une fois la fluxion constituée ils disparaissent pour reparaître quelques mois plus tard, la veille encore d'une nouvelle attaque,

Au contraire les phénomènes dont nous avons parlé persistent dans l'intervalle des accès ou disparaissent complètement dès l'apparition des premiers accidents articulaires.

Ces symptômes qui précèdent de loin les manifestations de la goutte sont très-variables, suivant que celle-ci est acquise ou héréditaire, et comme aucun de nos malades n'a cette origine dans ses antécédents, nous nous occuperons peu de cette dernière :

Dans la goutte acquise ce sont les phénomènes congestifs et les troubles gastriques qui apparaissent le plus souvent les premiers. Nous empruntons à M. le professeur Jaccoud le tableau de cet état qui est la reproduction exacte des phénomènes éprouvés par notre premie malade.

« L'embonpoint est notable et rapide, le ventre pren un développement marqué, des hémorrhoïdes apparaissent, le visage et le nez surtout sont couverts de varicosités, l'action du cœur est irrégulière, la respiration est lourde et pénible, les digestions sont laborieuses, souvent accompagnées d'une tendance au sommeil, il y a presque toujours de la flatulence avec pyrosis. »

Chez le second de nos malades qui a été soumis à l'intoxication saturnine, les repos sont invariablement suivis de flatulence, d'éructation avec pyrosis, il se plaint de douleurs dans l'abdomen, de congestions de la tête, les hémorrhoïdes s'établissent.

Ces phénomènes apparaissent chez le premier deux ans, chez l'autre quatre ans avant la première attaque de goutte.

A propos de la pathogénie que l'on doit donner, de ses dyspepsies, une question intéressante se présente. Faut-il n'y voir qu'un symptôme prémonitoire de la goutte, qu'une manifestation de la diathèse, qu'un effet de la présence de l'acide urique dans le sang? Ou bien faut-il les considérer comme la cause première de la production exagérée de l'acide urique dans les liquides de l'économie. M. le professeur Lasègue (1) partage cette

(1) Lasègue. Arch. générales de Méd., juillet 1867.

dernière opinion ; pour lui, s'il est en dehors de l'hérédité une cause déterminante de la goutte, c'est certainement dans le trouble des fonctions digestives qu'il faut la chercher. M. Mercier (1) a également soutenu la même idée. Garrod a remarqué que certaines dyspepsies, liées surtout au ralentissement du cours du sang dans la veine porte et à la congestion hépatique, aboutissaient à la formation d'un excès d'acide urique et avaient une tendance à produire la goutte. Dans d'autres formes de dyspepsies, la production d'acide urique restait au-dessous de la normale. Mais il fait observer combien il est difficile, lorsqu'il s'est déjà produit plusieurs accès, de reconnaître l'état dyspeptique du début. Car si la formation d'un excès d'acide urique est une des conséquences d'une nutrition imparfaite, réciproquement la présence dans le sang d'un excès d'acide urique, peut donner naissance à une dyspepsie secondaire et provoquer ainsi les symptômes gastriques prémonitoires des accès, si communément observés chez les goutteux.

Graves (2) a signalé deux faits fort curieux, survenant avant l'accès et sous l'influence de la diathèse goutteuse, le premier est un désir insurmontable de grincer des dents, il l'a observé chez quatre sujets; le second consiste en des congestions locales passagères des joues et du front. Notre malade du n° 22, présente bien quelques phénomènes analogues à ce dernier état, mais ils ont plus de rapport avec les troubles circulatoires dont

(1) Mercier. Quelques idées sur l'origine et le traité de la goutte. Paris, 1866.

(2) Graves. Clinique méd., traduit par Jaccoud.

Gairdner (1) a donné la description. D'après lui les manifestations cardiaques primeraient toutes les autres : palpitations, demi-syncopes, douleur sourde dans le côté gauche. En nous reportant à l'histoire de notre malade, nous trouvons en effet que, jusqu'à 15 ans, il a été sujet à des épistaxis répétées, qui furent remplacées à cette époque par de la rougeur, de la chaleur de la face, des bourdonnements dans les oreilles, des palpitations, des étouffements et même des syncopes, mais il maniait déjà le plomb et il est difficile de faire la part qui revient à l'intoxication saturnine.

Il faut encore signaler, bien que nous n'ayons pas eu à les constater, ces maux vagues et nerveux : céphalée, migraines, sensation déchirante qui parcourt la face, troubles de la vue, sur lesquels Gintrac a attiré l'attention.

Nous avons eu aussi à nous occuper de l'état du foie. Il y a déjà longtemps, Scudamore et Portal avaient observé souvent comme phénomène prodromique un endolorissement au niveau de l'hypochondre droit. Galtier Boissière (2) insiste aussi sur ce symptôme dans son excellente thèse inaugurale, et dans ces derniers temps, M. Pouey a donné une certaine importance à l'altération du foie dans la pathogénie de la goutte, en faisant jouer à cet organe le rôle principal dans la production exagérée des urates et la diminution de l'urée. Ayant eu à parler à ce point de vue du même malade que nous, il l'a examiné sans avoir rien constaté, nous n'avons pas été plus heureux chez le second de nos goutteux.

(1) Gairdner. On gout. London, 1860.
(2) Galtier Boissière. Thèse de Paris, De la Goutte.

A côté des symptômes prémonitoires de l'attaque de goutte, nous devons étudier ceux qui ont précédé l'accès d'une façon plus immédiate. M. Galtier Boissière ressentait la veille de chacun de ses accès une violente douleur dans le dos. M. Lasègue cite un cas semblable observé chez un de ses malades; d'autres fois, c'est une turgescence caractéristique du membre qui doit être affecté. Chez notre n° 26, les premières attaques étaient invariablement annoncées la veille par une violente douleur dans les reins et un dépôt graveleux abondant dans les urines. Ce dépôt ne se formait pas par le refroidissement, mais était émis avec l'urine sous la forme de petits corspuscules rouge-brique en produisant une sensation désagréable.

Il est bon de rappeler à ce sujet qu'il fut un temps où l'on croyait à l'antagonisme de la goutte et de la gravelle, aujourd'hui le fait n'est plus douteux. Les accidents rénaux précèdent en général les accidents articulaires, les accompagnent souvent et se comportent quelquefois comme nous avons eu l'occasion de l'observer, mais ils sont toujours l'expression de la même diathèse.

D'autres fois l'accès est annoncé par une simple exagération des incommodités qui accompagnent l'état goutteux; chez notre second malade, c'est un état dyspeptique habituel qui s'exagère.

Après avoir passé en revue les symptômes qui précèdent la goutte articulaire, nous allons étudier l'attaque aiguë, ses localisations, les lois qu'on peut lui assigner, les caractères de l'inflammation goutteuse et les symptômes généraux qui les accompagnent.

Localisations. — S'il est un lieu d'élection pour les premières attaques de goutte, c'est certainement le gros orteil; ainsi sur 516 observations, Scudamore voit 573 fois la fluxion débuter par le pouce du pied. Garrod va plus loin, il constate que les cas où le gros orteil ne se trouve point parmi les articulations envahies en premier lieu, sont seulement dans la proportion de 5 pour cent, et il fait remarquer que la plupart des auteurs sont unanimes sur ce sujet. Après les articulations métatarso-phalangiennes, ce sont les articulations tibio-tarsienne qui sont le plus souvent prises. Le premier de nos malades rentre dans la loi commune, son premier accès goutteux a commencé par le gros orteil gauche; notre second malade a vu la goutte débuter par le cou-de-pied droit.

Le Dr Braun de Wiesbaden, dans ses recherches qui ont porté sur 40 cas, a noté que 24 fois l'affection a occupé le côté gauche, et 16 fois le côté droit; notre malade vient donc apporter un élément de plus en faveur de sa statistique.

Il serait curieux de savoir quelle est la cause de cette predilection de la goutte pour le gros orteil. Déjà Sydenham, Boerhaave et son commentateur Van Swieten en avait trouvé l'explication dans le peu de vascularisation des parties, la difficulté de la circulation, l'exposition au froid et aux traumastismes divers : sauts, marches, chutes.

Garrod a confirmé cette manière de voir par des recherches faites sur une vingtaine d'individus qui n'avaient

(1) Braun. Matériaux pour servir à une monographie sur la goutte. Paris, 1862.

pas présenté de symptômes de goutte ; chez 6 sujets seulement, les deux orteils se trouvaient dans un état d'intégrité parfaite ; chez les autres les cartilages présentaient le plus souvent des ulcérations plus ou moins étendues d'un ou des deux orteils.

M. Bouchard, dans le cours de l'année de 1876, ayant examiné l'articulation métacarpo-phalangienne dans presque toutes les autopsies des vieillards de l'hospice de Bicêtre, a remarqué que l'état d'intégrité de cette articulation est l'exception, que les érosions ou le ramollissement du cartilage sont la règle, et qu'on rencontre fréquemment, au pourtour des surfaces articulaires, des productions ostéophytiques même chez les sujets qui ne présentent pas d'autres caractères du rhumatisme chronique.

En général au bout d'un an, fréquemment de deux, un second accès suit le premier, localisé comme lui il se développe souvent sur la même articulation, c'est en effet ce qu'on observe chez notre n° 26 qui se trouve dans les conditions ordinaires de la goutte. Dix-huit mois après, une troisième attaque, cette fois généralisée, envahit successivement les orteils gauches ; l'articulation tibio-tarsienne et le genou du même côté ; passe sur le membre droit où elle suit la même marche pour gagner ensuite les membres supérieurs ; les attaques suivantes se rapprochent d'abord toutes les années puis tous les six mois. Ce n'est qu'en 1870, onze ans après le début, que notre malade voit ses articulations s'ankyloser et les tophus apparaître.

Pendant deux ans les attaques se sont succédées sans relâche, mais depuis 1875 elles ne paraissent plus que toutes les années. Cette marche est fréquente et comme succession des accès et comme mode d'envahissement des jointures. Ce sont toujours les articulations des pieds ou des membres inférieurs qui sont les premières le siége de la goutte. Seule la généralisation a paru plus tôt que d'habitude, on doit, croyons-nous, l'attribuer à l'hygiène du malade qui n'a tenu aucun compte de l'avertissement que lui donnait son premier accès.

Chez notre saturnin, deux mois après le premier accès qui occupa huit jours le cou-de-pied droit, nous voyons le coude gauche devenir le siége d'une fluxion goutteuse. Quatre mois plus tard, en avril 1867, c'est-à-dire six mois après le début, l'accès se généralise, envahit les orteils, les doigts, les genoux, les poignets, les coudes, les épaules, les vertèbres cervicales. Une quatrième attaque généralisée aussi a eu lieu en septembre de la même année, et au commencement de 1868 une cinquième lui laisse des tophus à l'oreille et sur les membres et ses raideurs articulaires, puis les attaques apparaissent tous les six mois; la dernière dont nous trouvons l'observation dans la thèse de M. Pouey a commencé le 20 février pour finir le 4 mars.

Chez ce second malade les attaques sont généralisées au bout de six mois, et les tophus apparaissent moins d'un an et demi après la première invasion. Cette évolution rapide ne peut être que le fait de l'intoxication par le plomb. M. Halma Grand dans les conclusions de sa thèse sur la goutte saturnine, en signale la rapidité de la marche, en fait remarquer la chronicité précoce, et attire l'attention sur la production des tophus, qui a lieu dans un temps beaucoup plus restreint que pour la goutte commune.

Après avoir examiné dans quel ordre se sont présentés les accès précédents, nous allons relater les points qui nous ont paru dignes d'intérêts, dans l'attaque dont nous avons été témoin. Nous n'essayerons pas de faire une description magistrale de l'accès goutteux, nous aurions mauvaise grâce d'entreprendre cette tâche après le récit fidèle animé que l'illustre goutteux Sydenham nous a laissé de ses propres souffrances, après l'exposé classique de Garrod et le tableau brillant que Trousseau a tracé dans ses Cliniques.

Le 13 octobre après avoir ressenti un redoublement dans la douleur qu'il éprouve d'ordinaire vers l'hypocondre gauche, le nommé Balthazard vit subitement vers deux heures de l'après-midi le pied droit devenir le siége de gonflement, de rougeur, et d'une douleur fort pénible. Quatre jours après, le 7, nouvelle fluxion goutteuse avec tous ses caractères sur le dos de la main droite et localisation à l'articulation métacarpo-phalangienne du médius droit, les phénomènes s'accentuent pendant deux jours pour diminuer ensuite. Le 22 on ne trouve qu'un peu de douleur à la pression sur le dos de la main gauche, mais sans gonflement, et qu'une rougeur au niveau de la dernière phalange du médius droit. L'accès paraissait terminé, après avoir présenté pendant deux jours, le 24 et le 25, une petite rechute au gros orteil droit et à la main droite, lorsque le 31 une douleur se déclare sur l'acromion gauche au niveau de l'articulation claviculo-scapulaire. Deux jours après notre malade ressent une douleur dans les articulations vertébrales du cou, puis le 5 novembre le coude gauche devient douloureux et une fluxion se forme au niveau d'une masse tophacée énorme qui siége dans la bourse séreuse préolécrânienne, trois jours après il n'existait plus qu'un peu de gêne, au coude, à la main gauche et vers la nuque ; et toutes les manifestations fluxionnaires seraient terminées sans un peu de rougeur qui se développe quelques jours après au niveau d'un petit tophus adhérent à la rotule gauche.

Chez notre second malade le début n'a pas été aussi franc, il s'est présenté le 20 octobre avec de la douleur, du gonflement et une rougeur diffuse dans tout le membre supérieur droit, épaule comprise. C'est son mode de début le plus habituel; ainsi dans la relation d'une attaque observée en septembre 1867 dans le service de M. le Dr Bourdon, à l'hôpital de la Charité, l'attaque débute de la même façon ; c'est aussi par l'épaule, le poignet et le coude, mais du côté gauche cette fois que s'est présenté l'attaque que M. Pouey a observée au commencement de l'année 1877. Ce début est fort insidieux, et sans la présence des tophus, de ceux de l'oreille en particulier, qui sont, si je puis m'exprimer ainsi, l'étiquette de la goutte, nous aurions pu, comme M. le Dr Bourdon, hésiter sur le diagnostic et croire à l'existence d'une attaque de rhumatisme articulaire aiguë. La douleur et le gonflement persistent quelques jours pour diminuer bientôt. Le 26 la main gauche est le siége d'une nouvelle fluxion trois jours après le genou gauche, le lendemain le genou droit; mais seul le membre supérieur droit est encore douloureux vers les premiers jours de novembre. Une légère rechute se produit le 22 de ce mois et atteint le coude et la main gauche.

En étudiant la marche de ces deux attaques, on voit qu'elle est constituée par une série de petits accès, ce que Sydenham appelait *series et catena paroxysmatorum* et que le premier est en général le plus marqué.

On a donné comme signe distinctif entre le rhumatisme articulaire aigu généralisé et la goutte aiguë, le mode d'envahissement des jointures. On a dit que le rhumatisme était symétrique, c'est-à-dire que ses articulations étaient prises simultanément des deux côtés, tandis que la goutte gagnait successivement tout un côté pour passer ensuite sur l'autre, mode d'envahissement qu'on a appelé assymétrique. Pour voir le peu de valeur de ce symptôme, on n'a qu'à se reporter à nos deux observations, et l'on verra qu'un membre est rarement sous le coup d'une fluxion goutteuse sans que celui du côté opposé soit plus ou moins endolori.

Symptômes locaux.— Dès les premiers accidents douloureux on a donné à nos deux malades du salicylate de soude; aussi nous n'avons pu apprécier complètement la valeur de ce symptôme douleur. Au bout de quelques heures, la douleur avait considérablement diminué et le malade ne ressentait plus que de la gêne et de la tension dans le point affecté. On donne comme caractéristique de ces douleurs leurs exacerbations pendant la nuit; nous n'avons observé ce fait que vers la fin de l'accès, pendant deux ou trois jours chez notre n° 22.

En passant à la description des parties affectées, nous devons signaler d'abord la rougeur. Chaque auteur s'est plu à chercher une comparaison nouvelle; pour Trousseau, elle est d'un rouge pivoine, pour d'autres rouge sombre, pour Gairdner pourpre sombre. Nous devons avouer que, sauf pour le gros orteil, la coloration de la peau nous a paru plutôt rosée dans tous les points où l'accès s'est développé. Nous avons aussi constaté l'œdème mais non la dilatation veineuse périphérique, ainsi que la teinte ecchymotique. Nous ne pouvons en finir avec les phénomènes locaux sans parler de la desquamation épidermique; nous l'avons constatée chez nos deux malades, mais nous n'en avons noté l'apparition que chez le n° 22; elle a commencé le 13 novembre pour la main droite, et le 17 pour la gauche. La fluxion avait cessé le 26 pour la première et le 31 pour la seconde.

Parmi les dix propositions dans lesquelles Garrod a résumé sa doctrine sur la goutte, une entre autres nous a paru avoir des rapports assez étroits avec l'accès de goutte pour que nous ne laissions pas échapper l'occasion de la discuter : voici le résumé de la quatrième. L'urate de soude qui constitue les dépôts formés dans les cartilages ou les tissus ligamenteux doit être considéré comme la cause et non l'effet de l'inflammation goutteuse.

Dans la théorie de Garrod, au point de vue du rôle que joue l'acide urique dans la production de l'accès goutteux, il y a deux points de vue que l'on ne doit pas confondre.

Garrod a prouvé, qu'avant l'accès de goutte, il y a surabondance de l'acide urique dans le sang, qu'après l'accès de goutte, il y a diminution ou disparition de l'acide urique dans le sang. Ce fait, quelle que soit l'interprétation pathogénique qu'il puisse inspirer, est rigoureusement exact, et les expériences faites chez nos deux malades confirment cette première assertion de Garrod. D'autre part Garrod affirme, mais cette fois il ne prouve pas, que l'inflammation goutteuse est l'effet et non la cause des dépôts d'urate dans les éléments constituants de la jointure. Si l'accès goutteux est essentiellement constitué par l'explosion soudaine d'un certain nombre d'arthrites spéciales, la simultanéité ou la rapide succession s'expliquerait facilement par un état général tel que pourrait être, nous ne disons pas tel qu'est nécessairement, la surcharge urique du sang. Une semblable altération du liquide nouricier exerce en effet son action simultanément sur toutes les jointures. Il est difficile au contraire de comprendre, que des dépôts d'urate, qui pendant des mois n'auraient provoqué aucune réaction inflammatoire, puissent au même instant et dans les jointures les plus différentes, provoquer un travail fluxionnaire simultané. On ne comprend pas mieux qu'un dépôt qui s'opère avec une excessive lenteur, développe une inflammation remarquable parfois par sa soudaineté presque foudroyante, plutôt qu'un travail de réaction lent, insensible, progressif.

Au surplus si l'assertion de Garrod, relative au rôle phlogogène des urates articulaires était fondée, les tophus devraient disparaître on diminuer après l'accès ; au contraire nous les avons vus apparaître pendant l'accès, et la disparition de l'œdème au déclin de la fluxion nous a montré des concrétions de nouvelle formation. Cette constatation, si elle était isolée, tendrait à mettre en suspicion l'une des conclusion de Garrod, mais nous croyons savoir que de semblables développements tophacés ont été observés dans un certain nombre de cas dans le cours d'accès de goutte. Hâtons-nous de dire, en tout cas, que ces faits ne renversent pas la théorie de Garrod, si l'on considère seulement celle de ses conclusions qui a trait à la disparition de l'acide urique du sang des goutteux pendant l'accès.

On serait tenté, nous disait M. Bouchard, lorsqu'on considère les diverses phases préparatoires évolutives de l'accès de goutte, de supposer que l'acide urique, incessamment fourni au sang en quantité exagérée, et ne trouvant à la surface sécrétoire du rein qu'une voie insuffisante d'élimination, vicie le sang et produit graduellement un état dyscrasique qui a pour expression les divers symptômes généraux de la période prodromique. On pourrait supposer, qu'arrivé à la période de saturation extrême, le sang tend à se débarraser par des surfaces autres que celles des émonctoires naturels, et que les décharges s'opèrent dans les tissus articulaires. Ainsi s'expliqueraient et la soudaineté des arthrites et leur brusque simultanéité ou leur rapide succession, et le prompt apaisement des accidents généraux prodromiques et la disparition de l'acide urique du sang après l'accès et l'apparition de nouveaux tophus pendant l'accès.

Symptômes généraux. — Quels sont les symptômes généraux qui ont accompagné l'attaque. Garrot admet que l'intensité du mouvement fébrile, en tant que fréquence et forme du pouls, accroissement de la chaleur cutanée, augmentation de la soif et inappétence, est tout à fait proportionnée à l'étendue et à la violence de l'inflammation locale, qu'en d'autres termes, la fièvre est surtout symptomatique. Trousseau passe sur ces phénomènes sans y insister; Wunderlick n'en fait aucune mention, pas plus que l'ouvrage sur la température humaine de M. Paul Lorrain, publié par les soins de M. Brouardel; nous croyons qu'aucun travail n'a été fait là-dessus. Voici quels seraient d'après M. Bouchard les divers caractères de la température : la température n'est pas en rapport avec le pouls. Elle est plus élevée d'un degré le soir que le matin, elle n'est pas en rapport avec l'intensité des fluxions et de la douleur. On voit la douleur disparaître sous l'influence du salicylate et la température rester très-élevée. On peut voir les fluxions articulaires diminuer d'intensité, abandonner les jointures, disparaître, et l'élévation de la température persister cependant, atteindre le matin jusqu'à 39 et le soir s'élever jusqu'à 40 degrés. On peut voir enfin cette température s'abaisser d'un degré et demi sous l'influence du sulfate de quinine sans que les fluxions articulaires en soient modifiées au point de vue de la douleur, rougeur et gonflement.

Chez nos deux malades, il ne nous a pas été possible de prendre la température deux fois par jour et nous n'avons pu constater si elle était plus élevée le soir que le matin. Mais il est facile de voir que le pouls n'est pas en rapport avec la température, pour n'en citer qu'un exemple, lorsque le thermomètre marquait 40 et 40,3 le pouls comptait 80.

En outre le mouvement fébrile n'est pas comme on peut le remarquer en rapport avec la fluxion; en effet, pour n'en citer qu'un exemple, lorsque le n° 22 présentait cette température élevée, une seule jointure était prise et sans phénomènes locaux internes.

Enfin le salicylate n'a pas abaissé cette température d'une manière bien appréciable.

Quant aux autres phénomènes généraux, ils se sont traduits par de l'inappétence, du malaise, une langue un peu blanchâtre et de la céphalalgie. A ces premiers symptômes est venue s'ajouter l'action physiologique du salicylate.

GOUTTE CHRONIQUE.

C'est peut-être à tort que nous avons donné le nom d'accès aigu à la description des symptômes que nous venons d'analyser dans le chapitre précédent. Les phénomènes dont nous avons été témoin appartiennent, pour la plupart des auteurs, aux accès de la goutte chronique. Pour eux trois points principaux les séparent nettement de la goutte aiguë, les attaques sont moins fortes, apyrétiques ou accompagnées d'un léger mouvement fébrile ; elles sont plus longues et laissent un engorgement articulaire, enfin dans leur intervalle la santé n'est pas complètement restaurée, le malade reste goutteux.

Il ne faut pas croire cependant que la goutte entraîne toujours après elle des déformations plus ou moins considérables ou des ankyloses ; on peut citer des observations où les accès se sont montrés de plus en plus rares pour cesser ensuite tout à fait ; d'autres fois ils ont persisté fort longtemps sans entraîner d'inconvénients sérieux, c'est la succession rapide des accès qui amène le plus souvent la chronicité, et alors l'ankylose partielle ou complète, la production des concrétions, dites tophus, soit au pourtour des jointures, soit sur d'autres points du corps : telles sont les lésions qu'on observe surtout en pareil cas.

Nous allons rappeler brièvement les caractères des tophus. Du mot hébreux, concrétion, les tophus étaient considérés par les anciens humoristes comme la matière goutteuse mal digérée et rejetée au dehors sur les parties extérieures des jointures où elle se concrète. Aujourd'hui, après les analyses de Marchand, Lehmann Wurzer, L'héritier, il est démontré que ces dépôts sont surtout formés d'urates de soude. Ils se présentent tantôt sous la forme d'une tumeur molle, fluctuante, tantôt avec une dureté analogue à celle de la craie. Avant d'arriver à ce second état, nous croyons que la matière de ces concrétions se trouve toujours à l'état liquide ; en effet, nous voyons deux tophus se former sur la main gauche du nommé Bozzi (obs. II), à la suite de sa dernière attaque; ils sont d'abord fluctuants, mous, puis au bout de quelques semaines, ils durcissent et prennent la consistance des concrétions voisines. Souvent la résorption ne peut se faire et ils s'abcèdent.

Comme siége, il en est peu d'aussi intéressants que les tophus qui se développent sur les cartilages de l'oreille ; ces petits dépôts, signalés par Ideler, Scudamore et Cruveilhier, ont été pour Garrod l'objet d'une étude qu'a complétée M. Charcot (1). Ces petits dépôts siégent en

(1) Charcot. Sur les concrétions tophacées de l'oreille externe chez les goutteux. In Comptes rendus de la société de Biologie, 3e série, t. II, 1861, page 47.

général sur le rebord de l'hélix, mais ils peuvent occuper l'anthélix ou la face interne du pavillon; ils traversent trois périodes dans leur évolution : d'abord mous, ils se durcissent pour former de petites masses blanchâtres, ils peuvent enfin tomber, en laissant derrière eux une petite cicatrice dont on pourra constater l'existence quand le tophus lui-même aura disparu. C'est ce que nous présente l'oreille de notre second malade, on trouve en effet, dans la planche qui suit la thèse de M. Halma-Grand, un dessin qui représente deux petites tumeurs semblables à des kystes, ces tumeurs se sont ouvertes; il en est sorti une matière crayeuse et aujourd'hui on constate à leur place de petites masses blanchâtres et dures.

D'après Garrod, sur 37 cas de goutte observés, il a rencontré ces dépôts 16 fois, et dans 7 cas il n'y avait pas d'autres concrétions visibles.

Les concrétions goutteuses sont communément situées aux mains et aux pieds, mais les extrémités supérieures sont plus souvent affectées que les inférieures; à mesure qu'elles augmentent de volume et qu'elles prennent plus de consistance, ces concrétions deviennent plus superficielles, la peau qui les recouvre s'amincit et laisse voir par transparence la matière blanche qui les constitue; cela arrive surtout lorsqu'il s'agit du gros orteil, ou des oreilles. Plus les dépôts tophacés qui entourent les jointures augmentent de nombre et de volume, plus les déformations des membres s'accusent. Chez nos deux sujets surtout chez le second les déformations sont assez prononcées pour être caractéristiques.

Les différentes bourses séreuses sont aussi très-sujettes à s'enflammer et à devenir le siége de concrétions goutteuses, nos deux malades en présentent de beaux exemples au niveau des bourses séreuses prérotuliennes; chez l'un, les tophus sont mobiles aplatis; chez l'autre ils se présentent sous la forme de rugosités adhérentes à la rotule. La bourse séreuse olécranienne est plus prédisposée à se distendre; aussi chez notre premier malade voyons-nous une tumeur de la grosseur d'une noix formée par une masse de petits tophus accumulés à ce niveau.

Mais une forme de concrétions tophacées nous semble avoir échappé à la description des auteurs, c'est celle qui se développe sur les gaînes des muscles extenseurs des doigts. Dans nos deux observations, surtout dans celle du saturnin nous trouvons ces tumeurs qui se présentent avec les caractères suivants : de la grosseur d'une lentille, mobiles sous la peau, d'une dureté assez considérable, elles sont attachées au tendon dont elles suivent les mouvements dans la flexion et l'extension de la main. Ces petits tophus sont isolés et se trouvent souvent solitaires, d'autres fois au nombre de deux sur un même tendon. Indolents, ils passeraient inaperçus aux malades si on n'attirait sur eux leur attention.

Un autre fait intéressant que nous devons signaler à propos de la goutte chronique, c'est l'altération des reins, qui doit nous occuper d'autant plus, que notre premier malade est très-albuminurique. On observe deux sortes d'altérations bien distinctes.

La première décrite par Rayer (1) sous le nom de

(1) Rayer. Traité des maladies des reins. T. II, page 42, 1840.

néphrite goutteuse est à proprement parler la *gravelle du rein* (1). Cette forme est caractérisée anatomiquement par de petits grains de sable à la surface de la substance corticale; on les trouve quelquefois réunis en grand nombre dans l'intérieur de mamelons ou des calices, ils sont chimiquement formés par de l'acide urique cristallisé, et forment parfois de véritables calculs. Symptomatiquement ces lésions se traduisent quelquefois par les symptômes de la colique néphrétique ; plus souvent les malades éprouvent des douleurs rénales, plus ou moins accusées, et rendent de temps à autre en urinant de l'acide cristallisé.

La seconde altération se présente tantôt sous la forme de la néphrite parenchymateuse, tantôt sous celle de la néphrite interstitielle, ce dernier cas est le plus fréquent; elle ne diffère en rien d'essentiel de la maladie de Brigth, elle se distingue peut-être au point de vue des symptômes par une bénignité apparente et par une évolution moins rapide.

Il est assez difficile de se prononcer dès maintenant sur l'état des reins de notre malade, si au début il a présenté les symptômes de la gravelle rénale, depuis fort longtemps il n'a plus rendu de sables d'acide urique cristallisé, et n'a plus éprouvé de douleurs dans les reins; il présente au contraire une quantité considérable d'albumine à l'examen des urines; il a de l'œdème

(1) Charcot et Cornil. Contributions à l'étude des altérations anatomiques de la goutte et spécialement du rein chez les goutteux. (Mém. de la Soc. de Biologie, Comptes-rendus de l'année 1863, p. 139). Altérations du rein chez les goutteux (Gaz. des hôp., 1864).

des membres inférieurs et la plupart des symptômes de la néphrite interstitielle ; il est donc probable que si autrefois il y a eu de la gravelle rénale, cette lésion a fait place à une des formes de la maladie de Bright.

Nous ne pouvons terminer l'étude de la goutte chronique sans parler de l'eczéma périarticulaire de l'extrémité inférieure de la jambe gauche qu'a présenté le nommé Balthazard, cet eczéma s'est développé dans le cours de l'accès aigu et a duré plusieurs mois. On peut se demander à ce propos s'il faut considérer comme manifestation goutteuse les maladies de peau qui surviennent chez un goutteux. Holland, Rayer et Garrod confirment leur existence déjà établie ou soupçonnée antérieurement en rapportant des cas de psoriasis, de prurit des organes génitaux et de l'anus, en relation évidente avec la goutte. Ce fait est d'ailleurs peu contesté, mais faut-il incriminer l'excès d'acide urique dans le sang ? Golding Bird (1) a trouvé sur la surface de l'eczéma des deux jambes un glacis d'acide urique, Malmster a recueilli des cristaux dans les bulles de pemphigus ; Gigot Suard (2) cite trois observations, eczéma des mains, pemphigus des cuisses et psoriasis qui contenaient des cristaux d'acide urique et d'urates. On n'a pas fait cette expérience chez notre malade, mais alors même qu'on aurait constaté la présence de l'acide en question, on ne serait pas autorisé à mettre en cause la diathèse urique, car il se trouve au même

(1) Golding Bird. De l'urine et des dépôts urinaires, trad. O'Rorke, p. 169. Paris, 1856.

(2) Gigot-Suard. Bulletin de la société d'hydrol. méd. de Paris, 1868.

titre dans ses sécrétions que dans la sérosité d'un vésicatoire.

Notre second malade a présenté des furoncles à diverses reprises et l'an dernier un léger anthrax au niveau de la fesse gauche, dont on trouve encore des traces ; on sait qne ces affections sont fréquentes dans la goutte.

URINES.

Avant d'étudier les modifications de l'urine dans la goutte, rappelons brièvement les caractères de l'urine normale, c'est un liquide jaune ambre, limpide, de réaction acide, présentant une odeur spéciale caractéristique,

Par le refroidissement il se forme un léger dépôt floconeux, composé de mucus et de cellules épithéliales. La quantité est très-variable et on doit tenir compte dans son appréciation de la constitution individuelle, de la dose des liquides ingérés, de l'état de l'atmosphère et surtout des fonctions de la peau. Comme moyenne Prout donne 990 cc., Becquerel 1319, Parkes 1486, Neubauer et Wogel 1350. La densité moyenne admise par tous est de 1020.

Réaction. — L'acidité est constante, lors de l'émission, elle atteindrait son plus haut degré avant chaque repas ; elle n'est pas due à la présence de l'acide urique, mais aux phosphates acides. Toutes les urines deviennent alcalines après un temps plus ou moins long ; dans tous les cas, cette dernière réaction n'a pas lieu pour l'urine normale pendant les vingt-quatre premières heures qui suivent son émission ; par conséquent, si une urine est évacuée alcaline, ou si elle le devient avant l'époque que nous venons d'indiquer, on peut croire à l'existence de conditions qui favorisent la décomposition de l'urée.

Inutile de faire remarquer que l'on doit tenir les récipients extrêmement propres, nous avons toujours eu la la précaution de les faire rincer avec l'hypochlorite de chaux. Lorsque l'urine est acide elle a une valeur négative, lorsqu'elle est fortement acide, elle favorise la précipitation de l'acide urique. Si l'urine est alcaline, elle peut l'être soit par décomposition de l'urée et dégagement d'ammoniaque, soit par une base fixe, potasse, soude, lithine.

Cette dernière condition, tient à l'emploi comme médicaments d'un alcali carbonaté ou à l'usage d'une alimentation riche en ces dernières substances. On reconnaît facilement si c'est l'ammoniaque qui a rendu les urines alcalines, car le papier réactif redevient rouge par la dessiccation. Chez notre premier malade, nous avons trouvé souvent les urines rendues alcalines par l'ammoniaque avant qu'il se soit écoulé 24 heures ; les lésions des reins peuvent expliquer cette rapide altération, mais malgré l'administration de l'iodure de lithium, elles ont toujours été plus ou moins légèrement acides lors de leur émission.

Chez notre second malade, les urines au contraire ont presque toujours été fortement acides, c'est ce qui explique la présence habituelle d'un abondant précipité d'acide urique. Depuis l'emploi de l'iodure de lithium, nous les avons souvent trouvées ayant subi la décomposition ammoniacale avant que les 24 heures soient écoulées. Dans ce dernier cas, on trouvait chez lui comme chez l'autre malade, un précipite considérable de cristaux de phosphate ammoniaco-magnésien en forme de couvercle de cercueil.

Jamais elles n'ont été alcalines lors de leur émission malgré l'administration de la lithine. Ce fait n'est pas en rapport avec ce qu'on a écrit sur l'emploi de ce médicament.

Coloration. — Nous avons observé un fait remarquable qui n'a pas été, que nous sachions, signalé jusqu'à aujourd'hui, c'est la présence d'une coloration verte, intense, passagère, qui s'est développée tantôt pendant l'administration du salicylite de soude, tantôt sans qu'aucune médication ait été faite. Voici dans quelles conditions cette coloration s'est produite. Chez notre premier malade, nous voyons apparaître le 17 octobre, 4 jours après le début de l'accès goutteux, trois jours après avoir donné le salicylate de soude subitement une coloration vert foncé, brun noirâtre, qui coïncide avec une diminution de la quantité des urines (650 cc.), et une augmentation de la densité (1020). Cette coloration va en s'atténuant, pour laisser neuf jours après les urines redevenir jaune clair, augmenter de quantité et diminuer de densité. Quatre jours ne s'étaient pas écoulés qu'avec une nouvelle fluxion articulaire et sans qu'on ait donné du salicylate, la couleur brun vert foncé réparait avec une nouvelle diminution de l'urine et une augmentation de sa densité ; quatre jours plus tard les urines étaient redevenues jaune clair.

Chez notre second malade, le même fait s'est produit mais sans rechute; le 7ᵉ jour de l'accès goutteux, deux jours après la première potion de salicylate de soude, les urines diminuent, 460, et se colorent en vert; la veille et les jours précédents elles étaient jaune rouge. Cette coloration a persisté une semaine environ et s'est atténuée avec l'augmentation de la quantité d'urine et la diminution de la densité.

On a prétendu que cette coloration verte était due à une combinaison de la matière colorante jaune et d'un produit de décomposition de l'indican. Nous ne pouvons donner notre opinion sur cette interprétation, n'ayant pas recherché l'indican à cette époque.

Nous l'avons fait plus tard, et nous en avons trouvé des traces chez l'un et pas chez l'autre. D'ailleurs d'après les observations de M. Bouchard, on ne trouve l'indican, lorsqu'il existe, qu'en très-petite quantité chez les goutteux.

Peut-être, peut-on rapprocher ce fait de celui que rapporta M. Germain Sée à l'Académie de médecine à propos de sa communication sur les salicylates ; il signale parmi les modifications de l'urine, sous l'influence de ce médicament, une augmentation de l'indican, et rapporte que parfois son chef des travaux chimiques, a constaté la présence d'une substance brun foncé tannique, qui a été décrite récemment sous le nom de *pyrocatéchine* et qu'on a trouvée à l'état normal dans certains végétaux.

Quantité. — Dans notre première observation, pendant le mouvement fébrile, alors que la température est à 39, 38, 5 les urines ne dépassent pas 988 comme moyenne; chez le second malade, comme on ne les a recueillies que cinq jours après le début de l'accès, elles présentent comme moyenne 1094 c.c., ensuite elles vont en augmentant graduellement et atteignent un mois après une moyenne de 1889 c. c. Chez notre n° 26, la moyenne générale est de 1705 c.c. Au bout de deux mois environ, le 10 décembre, le nommé Balthazard est soumis à l'iodure de lithium, et nous voyons l'urine atteindre la moyenne de 1850 c. c. Chez l'autre, immédiatement après l'accès, l'urine a atteint la moyenne normale de 1350 c. c.; soumis lui aussi à l'iodure de lithium, nous voyons la quantité augmenter d'abord de 200 grammes environ dans la première quinzaine, plus tard elle diminue mais ne s'abaisse pas au-dessous de 1410 c. c.

On remarquera que chez notre premier malade l'urine est beaucoup plus abondante, on en trouvera l'explication dans son affection des reins.

Nous avons soumis pendant trois semaines environ notre n° 22 à l'action du colchique, et nous n'avons pas vu de modifications survenir dans la quantité de l'urine excrétée. On a dit que le salicylate augmentait la quantité des urines, il a été facile de voir que son influence les a peu modifiées.

Densité. — D'une façon générale la densité est en rapport inverse de la quantité, nous la voyons atteindre son maximum 1020, avec l'accès fébrile, puis aller successivement en décroissant pour atteindre chez notre premier malade la moyenne de 1010 à 1012, et chez le second 1012 à 1014.

Sous l'action de l'iodure de lithium, nous voyons sa moyenne augmenter chez ce dernier, d'une façon assez appréciable, elle oscille entre 1014 et 1016; chez l'autre pas de modification bien appréciable.

Urée. — Nous ne nous occuperons pas de l'urée pendant l'état fébrile, son chiffre est généralement assez élevé et d'ailleurs très-variable. D'après Garrod, dans la goutte chronique, sauf les cas exceptionnels il reste à peu près normal.

Voici les résultats de nos observations : dans la première, nous avons commencé nos dosages longtemps après toute manifestation aiguë, et comme notre malade est albuminurique, nous n'avons trouvé qu'une moyenne relativement assez faible, 5 grammes 84 par litre, 10 gr. 80 pour les 24 heures ; à ce moment le malade émettait une quantité considérable d'urine. Pendant qu'il prenait de l'iodure de lithium, sa moyenne s'est un peu abaissée et a atteint le chiffre de 5 gr. 3 par litre, et 8 gr. 89 pour les 24 heures.

Dans notre deuxième observation nous trouvons un jour à la fin de l'accès, 18 gr. d'urée par litre et 17 par 24 heures; ce chiffre se ressent de l'état fébrile précédent du malade, aussi n'en tiendrons-nous pas compte dans notre moyenne générale. Dans l'espace de quatre semaines environ, nous avons fait onze dosages qui nous ont fourni la moyenne de 11 gr. 50 par litre et 14 gr. 82 par 24 heures. C'est la moyenne à peu près normale d'un individu vivant, dans les conditions de notre malade soumis à la nourriture hospitalière et ne faisant que peu d'exercice. On lui a donné de l'iodure de lithium et nous avons vu le chiffre s'élever de 11 gr. 30 par litre à 13 g. 9 et de 14 gr. 82 par 24 heures à 17 gr. 22.

Nous ne pouvons parler de l'urée chez les goutteux, sans citer une théorie que M. Gubler a professée dans ses Cours à la Faculté de médecine, tout en faisant remarquer à l'avance que nos observations sont loin de lui être favorables. Il a rencontré une élimination considérable de l'urée chez plusieurs de ses malades, il a même vu un goutteux, chimiste des plus illustres, émettre pendant l'accès jusqu'à 100 grammes d'urée par jour. De ces faits, il conclut que la goutte ne consiste pas toujour dans un excès d'acide urique, mais que l'urée peut jouer le même rôle que ce premier produit.

Acide urique. — Nous n'avons pu doser l'acide urique chez nos deux malades faute des instruments nécessaires, M. Bouchard a bien voulu combler cette lacune en nous faisant part du résultat de ses observations.

On a remarqué depuis fort longtemps qu'il se fait dans le cours de la maladie goutteuse des décharges d'acide urique ; quant à la moyenne d'élimination quotidienne, les uns ont dit qu'elle était supérieure à la normale, les autres ont dit qu'elle était inférieure à la normale. Ces deux assertions contradictoires sont vraies à la condition qu'on établisse une distinction entre les malades. Si l'on examine les urines de 24 heures, soit dans la goutte récente, soit pendant l'accès de goutte, on constate généralement une augmentation dans le chiffre de l'excrétion de l'acide urique.

Si l'on étudie au contraire cette élimination dans la goutte chronique, dans la goutte avec lésion rénale et surtout avec albuminurie, ou chez des sujets affaiblis et plus particulièrement chez ceux qui ont souffert de saturnisme, on trouve en général une diminution de l'excrétion de l'acide urique. Habituellement dans la goutte qui n'est pas encore ancienne, qui ne paraît pas se compliquer de lésions rénales, chez les sujets qui ne sont pas affaiblis, dont les fonctions digestives s'exécutent bien, dont la locomotion n'est pas entravée, ou constate que, dans l'intervalle des accès, l'acide urique éliminé en 24 heures oscille autour du chiffre normal, et parfois le dépasse brusquement et d'une façon notable, au moment des décharges soudaines mentionnées plus haut. On constate encore que pendant les accès l'excrétion de cet acide est augmentée, surtout pendant les premiers jours.

Si l'on veut étudier l'élimination journalière de l'acide urique chez les goutteux on doit se tenir en garde contre une cause d'erreur: nous voulons parler de la gravelle en poussière qui s'élimine par intervalle chez certains malades, et qui préalablement concrétée dans les reins, se distingue facilement de l'acide urique déposé au fond du vase par refroidissement, grâce au volume plus considérable des grains, et à l'absence de formes cristallines.

Albumine et sucre. — L'urine pendant le cours d'un accès de goutte aiguë contient parfois des traces d'albumine mais rare lorsqu'il s'agit d'attaques récentes, ce phénomène est la règle lorsque la goutte revêt la forme chronique et on rencontre fréquemment un peu d'albumine dans les urines à l'époque des accès, même chez les sujets qui dans l'intervalle ne présentent pas la moindre trace de cette altération. C'est d'ailleurs ce que nous avons trouvé chez notre saturnin qui n'a présenté de l'albumine que pendant les premiers jours de son accès aigu, cette substance se trouvait en très-faible quantité et a été descellée par le réactif de Tanret.

Chez notre second malade toutes les fois que l'on a examiné ses urines on a provoqué un précipité considérable soit par l'acide nitrique soit par le réactif précédent. Nous avons parlé à propos de la goutte chronique des altérations probables des reins que pouvaient présenter ce malade, nous n'y reviendrons pas.

Connaissant la coïncidence fréquente de la goutte et du diabète nous avons cherché à plusieurs reprises la présence du sucre sans en trouver la moindre trace.

ÉTIOLOGIE.

L'étiologie de la goutte repose déjà sur des données assez précises pour nous permettre de rechercher, avec quelques chances de succès, l'origine du développement de cette affection chez nos deux malades.

Nous devons écarter tout d'abord pour le premier la transmission héréditaire. L'hérédité niée par quelques-uns, admise aujourd'hui sans conteste par la plupart des praticiens fut jugée une condition *sine qua non* par certains auteurs, Cullen entre autres. D'après la statistique de Scudamore, Garrod et Patissier on retrouve cette influence dans la moitié des cas. Ni les parents ni les collatéraux du nommé Balthazard, n'ont présenté de symptômes articulaires, sa mère a eu une sciatique qui a duré plusieurs années. On pourrait peut-être nous chercher chicane sur ce point en nous faisant remarquer que cette névrose est d'origine goutteuse. Mais il nous semble difficile d'admettre qu'une simple sciatique sans autres manifestations constitue une prédisposition héréditaire assez puissante pour provoquer l'apparition de la goutte. Nous ferons d'ailleurs remarquer que d'après les statistiques la transmission héréditaire provient plus souvent du père que de la mère.

La première attaque de goutte a eu lieu chez notre malade à 36 ans, c'est l'âge de prédilection ; il ressort du tableau de Scudamore que c'est entre la trentième et la quarantième année que la goutte éclate chez le plus grand nomdre d'individus. Aussi ce dernier point jette-t-il peu de jour sur la question.

On a fait jouer à tort au tempérament un rôle important dans la prédisposition à la goutte. Cullen disait que cette affection n'attaquait spécialement que les hommes dont le corps est robuste et gros, ceux qui ont la tête forte, qui sont pléthoriques et gras, et ceux dont la peau est recouverte d'un réseau muqueux épais et formant une enveloppe plus grossière. Scudamore et de nombreux auteurs avec lui admettent qu'il y a un habitus spécial, mais Gairdner a fait remarquer, ce qui est fort juste en particulier pour notre malade, que le tempérament sanguin plethorique qui a été surtout incriminé, n'est point cause prédisposante, mais un effet de l'hygiène spéciale qui est une des conditions étiologiques de la goutte acquise.

Cette hygiène spéciale nous la trouvons dans la profession même de notre malade et dans son genre de vie. Il a toujours été gros mangeur et bon buveur; très-bien nourri, il a fait coïncider une vie moins active avec une exagération de cette hygiène vicieuse.

La profession de voyageur de commerce est en effet inséparable d'une alimentation épicée et malsaine, d'abus alcooliques nécessités par la façon dont se traitent les affaires et de fatigues physiques (voyages), que l'on essaie d'oublier dans la bonne chère. Aussi notre malade nous affirme-t-il que la plupart de ses collègues sont atteints de la même affection que lui et nous nous étonnons de n'avoir pas vu signaler cette profession parmi les causes prédisposantes de la goutte.

Comment peut-on expliquer l'influence de cette alimentation exagérée sur la production de la goutte. Il est aujourd'hui démontré, et nous l'avons constaté chez notre malade, que la goutte est toujours liée à une augmentation d'acide urique dans le sang. Cet excès reconnaît pour cause soit une exagération de la production de cet acide, soit un obstacle à son élimination. (Nous faisons nos réserves pour ce dernier point.)

Les causes qui exagèrent la production de l'acide urique ressortent de deux ordres de faits : ou bien les matériaux azotés sont en proportions excessives, leur combustion est incomplète, et au lieu de former de l'urée, résultat de la combustion parfaite, les matières albuminoïdes se transforment en un produit intermédiaire, l'acide urique. Ou bien dans le second cas, c'est la combustion qui est incomplète, les matériaux ne sont pas en trop grande quantité, mais par suite d'une diminution de la combustion pulmonaire, les principes qui devaient fournir l'urée ne produisent que de l'acide urique résultat d'une oxydation incomplète; il est probable que chez notre malade c'est un excès de matériaux, une alimentation trop azotée et un manque d'excice qui ont contribué à ce vice d'assimilation.

Saturnisme.— Si nous avions eu, il y a une vingtaine d'années, à rechercher l'origine de la goutte qui s'est développée chez notre second malade, notre embarras aurait été extrême ; en effet, il est né et a passé ses premières années en Italie où la goutte est plus rare qu'en France. Il a été peintre en bâtiments et n'a jamais fait d'excès alcooliques ou autres, et n'a pu se procurer que l'alimentation habituelle des ouvriers; pas la moindre trace d'antécédents articulaires dans sa famille.

Heureusement pour nous, Hadding Garrod, dans un travail lu à la Société médico-chirurgicale de Londres et publié ensuite dans les transactions de la même Société, attira en 1854 l'attention des cliniciens sur les rapports de la goutte et de l'intoxication saturnine. Sur 31 observations de goutte, il trouve huit peintres plombiers ou autres exposés aux émanations plombiques. Bientôt en Angleterre des faits confirmatifs furent produits, en particulier par M. Falconer, Begbie et Burrows. On alla même rechercher dans les anciens auteurs si cette curieuse relation n'avait pas été signalée, et on exhuma plusieurs passages plus ou moins concluants de Murgrave (De l'arthritis symptomatique, Genève, 1852, et un autre extrait de l'essai sur les eaux de Barth, 1772). En 1822, Barlow et Hillier Parry, plus tard Todd et Bence John firent remarquer que les plombiers et polisseurs de glaces sont particulièrement disposés à contracter la goutte. Dans une seconde communication, Garrod publie de nouvelles recherches et il reconnaît que sur 51 goutteux, 16 reconnaissent le plomb dans les antécédents.

En France, comme la goutte est moins fréquente et qu'il était difficile de contrôler ce rapport, le fait passa d'abord inaperçu; Trousseau n'en fait pas mention. M. le professeur Jaccoud, dans son traité de pathologie interne, réclamait en 1869 de nouvelles observations vu la possibilité d'une simple coïncidence. C'est en 1863 que M. Charcot publia la première observation de goutte saturnine, dans la *Gazette hebdomadaire de médecine et de chirurgie*. Quelques mois plus tard M. Ollivier publiait la deuxième, dans son mémoire sur l'*albuminurie saturnine*. A trois ans de là, la Société médicale des hôpitaux publiait dans ses bulletins et mémoires deux nouvelles observations présentées et lues par M. Bucquoy. En 1868, dans une discussion, élevée au sein de la même Société, sur un sujet atteint de tumeur dorsale du carpe, présentée par M. Gubler, M. Potain signala un nouveau cas de goutte saturnine observée à l'hôpital Necker. En 1870, M. Lancereaux eut l'occasion de constater à l'autopsie d'un saturnin des lésions de nature goutteuse. Dans sa thèse d'agrégation sur l'intoxication saturnine M. le Dr Renaut citait une observation d'accidents goutteux survenus chez un saturnin. M. Halma Grand dans sa thèse rapporte deux nouvelles observations; une d'entre elles avait pour sujet le malade qui nous occupe actuellement. M. Pouey, dans une thèse intitulée : *Quelques considérations sur la goutte saturnine*, vient ajouter six faits à la liste précédente, enfin notre ami M. Martial Durand dans une thèse qu'il va soutenir bientôt apporte quinze nouveaux cas de goutteux saturnins.

Il s'agit maintenant de rechercher quels sont les symptômes de saturnisme qu'a présentés notre malade et s'il rentre bien dans les conditions voulues. Dès l'âge de 12 ans Bozzi broyait des couleurs. A peine a-t-il fini son apprentissage, qu'il a été jusqu'au jour où sa santé l'en a empêché, c'est-à-dire jusqu'en 1873, en contact quotidien avec le plomb, ainsi que l'exigeait sa profession de peintre en bâtiments. Notre malade n'a jamais souffert d'accidents abdominaux, si ce n'est d'une constipation opiniâtre, mais l'imprégnation saturnine est démontrée par une autre ordre de symptômes. Il a présenté sur les deux gencives le liséré bleu caractéristique dont M. Halma Grand a donné une bonne description, il y a deux ans, et qui est à peine visible aujourd'hui. A cette époque, un bain sulfureux provoquait la coloration noire caractéristique des ongles. Il a éprouvé surtout de violentes douleurs arthralgiques et des accidents d'encéphalopathie, pertes de connaissance répétées, vertiges, douleur de tête, tremblements convulsifs des membres, puis la vue s'est altérée. Enfin les deux avant-bras sont le siége d'une atrophie qui remonterait, au dire du malade, à une dizaine d'années et ne serait point le fait des demi-ankyloses des articulations du coude, puis que celles-ci ne datent que de six à sept ans.

Notre malade est donc bien réellement saturnin et chez lui la goutte ne peut être discutée. Y a-t-il une simple coïncidence entre la diathèse goutteuse et le saturnisme, nous ne le croyons pas. En dehors des caractères spéciaux, généralisation rapide, apparition précoce des tophus, et en laissant complètement de côté le point de vue théorique, il nous semble que depuis que l'attention a été attirée sur ce rapport les faits sont allés se multipliant; et si en 1863 nous ne possédions en France que l'observation de M. Charcot, aujourd'hui on peut en citer une trentaine dont vingt environ appartiennent à ces deux ou trois dernières années. Nous sommes d'ailleurs persuadé que ce chiffre s'élèvera le jour où tout médecin en face d'un goutteux recherchera le plomb dans ses antécédents.

Mais les faits nous semblent déjà assez nombreux, pour nous permettre de conclure à la relation de la goutte et du saturnisme.

TRAITEMENT.

Faut-il traiter la goutte? Telle est la première question que l'on doit se poser avant d'étudier les divers moyens thérapeutiques employés contre cette affection. Cullen conseillait autrefois « patience et flanelle ». Sydenham voyait même un avantage dans la douleur qu'il considérait comme le remède employé par la nature. C'était aussi l'opinion de l'antiquité et Ovide l'a traduite dans un vers resté classique.

Tollere nodosam nescit medicina prodagram.

De nos jours Trousseau s'est fait l'apôtre de cette doctrine et,dans ses Cliniques, il insiste longuement sur les dangers d'une médication active, convaincu que lorsqu'il a abandonné le mal à lui-même, que lorsque le patient a pu se résigner à souffrir, la crise passée, le malade en ressortait dans de meilleures conditions et achetait par quelques souffrances une série de bons mois de santé parfaite.

Tout récemment, à propos de la communication que fit M. Sée à l'Académie de médecine sur le salicylate, M. Gueneau de Mussy reproduisit les objections de Sydenham et de Trousseau.

Mais telle n'est pas cependant l'opinion générale,et si Garrod a fait valoir de nombreux arguments en faveur d'une intervention, M. le professeur Jaccoud conseille, lorsque l'accés dure plusieurs semaines et que le patient est tourmenté d'atroces douleurs,de lui venir en aide au moyen de préparations de colchique. M. le professeur Charcot conseille aussi l'emploi de ce moyen en formulant à peu près les mêmes réserves.

M. le professeur Sée est plus affirmatif, et, dans les conclusions de son mémoire sur les salicylates, il n'hésite pas à conseiller, dès les premiers jours de l'accès aigu, l'emploi de ce nouvel agent thérapeutique. Comme nous avons employé chez nos deux goutteux le salicylate de soude, nous entrerons dans quelques développements sur ce médicament que l'on ne peut plus appeler nouveau, tant on a écrit pour ou contre depuis quelques mois.

Salicylate de soude. — Leroux découvrit en 1830 la salicine dans l'écorce du saule ; son amertume, qui rappelle celle du sulfate de quinine, la fit employer comme succédané de ce médicament; quelques essais furent tentés sans résultat.

En 1831, Pagenstecker, pharmacien à Berne, découvrit cette substance dans la fleur de l'ulmaria ou reine des près.

Plus tard, Cahours reconnut l'identité de l'essence Vintergreen, connue aussi sous le nom d'essence de gaultheria procumbens, et du salicylate de méthyle.

En 1855, Bertagnini fit sur lui quelques expériences assez précises avec l'acide salicylique qui tomba dans l'oubli jusqu'en 1874, époque à laquelle Kolbe établit son analogie avec l'acide phénique. On expérimenta à l'étranger sur toutes les fièvres spécifiques d'abord, puis sur les fièvres symptomatiques et sur le rhumatisme articulaire aigu. M. le professeur Sée en reprenant ces diverses expérimentations fut frappé de l'action simple et constante, pour employer son expression, de ce médicament, et, dans la séance du 18 juin 1877, il donna lecture d'un mémoire intitulé : *Etude sur l'acide salicylique et les saticylates. — Traitement du rhumatisme aigu et chronique de la goutte et des diverses affections du système nerveux sensitif par les salicylates.*

Voici un résumé rapide des effets physiologiques de ce médicament.

Du côté des organes digestifs, généralement pas d'action ; quelquefois, lorsqu'il est pris à dose massive, 5 à 6 grammes, il provoque des vomissements, des nausées et parfois une sensation de brûlure au gosier.

Sur le système nerveux sensoriel, troubles de l'ouïe, bourdonnements dans les oreilles, bruissement dans la tête et surdité qui ne laisse jamais de traces.

Les expérimentations faites par Geld, Riegel et les élèves de M. Sée, établissent que dans l'état sain, la respiration n'est nullement influencée, la température reste normale, et si elle s'abaisse d'un degré, ce n'est jamais d'une façon persistante. En étudiant les urines, nous avons parlé de son action sur la sécrétion rénale et de son élimination ; nous n'y reviendrons pas.

Au point de vue clinique, après avoir constaté l'action merveilleuse du salicylate dans le rhumatisme articulaire aigu, M. le professeur Sée, frappé de ses propriétés analgésiantes, eut la pensée de l'employer dans la goutte aiguë, et il constata non-seulement la disparition presque immédiate des douleurs, mais encore la prompte cessation des fluxions articulaires, les accès de goutte étaient surmontés en quarante-huit heures. Il rapporte 7 observations, auxquelles il en joint 2 autres appartenant à M. le Dr Bouchard ; la conclusion de ces diverses observations présente la plus parfaite analogie, cessation rapide des douleurs, diminution des fluxions articulaires et guérison de l'attaque en trois ou quatre jours.

Plus tard, reprenant la parole pour repondre à Gueneau de Mussy, M. le professeur Sée résume en 4 conclusions l'action du salicylate dans la goutte : 1° il est analgésiant ou plutôt sédatif des douleurs profondes ; 2° il est résolutif des engorgements articulaires ; 3° il élimine l'acide urique en quantité considérable ; 4° il élimine d'autres substances, particulièrement des matières extractives.

Ce dernier fait a été prouvé par une expérience très-ingénieuse de M. le Dr Bouchard. Ayant donné de la fuschine à un malade, il plonge quelques heures après dans l'urine une bandelette de soie blanche qui se colore en rouge. Le lendemain, on ne trouve plus de coloration rouge de la soie, en répétant l'expérience ; le troisième jour, il donne au malade 4 grammes de salicylate, une nouvelle quantité de fuschine se trouve éliminée et se dépose sur les fils de soie qu'elle colore de nouveau en rouge.

A la suite de ces conclusions, M. G. Sée apporte dix-huit faits nouveaux.

Nous regrettons beaucoup que les observations n'aient pas été données d'une manière plus complète, nous aurions pu, en les comparant avec nos malades, en tirer quelques profits. Voici ce que nous avons observé : chez le premier, le salicylate est donné le lendemain du début à la dose de 6 grammes et prescrit dans la suite à la dose de 8 grammes dans une potion gommeuse, avec recommandation de la prendre en plusieurs fois dans les vingt-quatre heures, il a été continué à cette dernière dose pendant huit jours. Qu'avons-nous constaté? Le phénomène principal, c'est la diminution de la douleur. Trois heures après avoir commencé la première potion, le 14, au soir, le malade souffre moins, le lendemain il ne souffre plus. Mais on constate que ni le gonflement ni la rougeur ne sont modifiés; les effets physiologiques du salicylate se traduisent deux jours après par du bruissement dans les oreilles et une légère surdité. Le 17. La rougeur et le gonflement augmentent, une nouvelle fluxion se déclare sur le côté opposé. Mais sans douleur. Le 18. Les symptômes fluxionnaires augmentent encore, et la douleur se fait légèrement sentir. Jamais les bourdonnements d'oreilles n'ont été aussi violents et la surdité aussi complète; après cette crise, les symptômes s'amendent, et, le 23, dixième jour de l'accès, on supprime le salicylate, non sans avoir vu la veille une petite rougeur paraître sur la dernière phalange du médius droit; quelques jours après une nouvelle fluxion se produit.

Chez le nommé Bozzi, le salicylate a été donné lorsque l'accès datait déjà de six jours, et n'a été continué que quatre jours à 8 grammes, et le cinquième à 4 grammes. La douleur a été calmée une demi-heure après le commencement de la potion, et les symptômes locaux et généraux se sont amendés graduellement. Nous serions peut-être de mauvaise foi, si nous faisions bénéficier seul le salicylate de cette amélioration. On doit tenir compte de la marche de l'accès qui en était à son sixième jour lorsque cet agent thérapeutique a été donné, d'ailleurs le lendemain de sa suppression, une nouvelle fluxion apparaît à la main gauche pour gagner plus tard les orteils et le genou.

Le mois suivant nous avons pu constater les avantages du salicylate sur le colchique, au moins comme analgésiant; en effet, notre n° 22, sous le coup d'une rechute, avait été mis au vin de colchique, cette médication était continuée depuis deux jours, lorsque les douleurs devinrent si intolérables que l'interne de service prescrivit le soir 6 grammes de salicylate de soude, au bout de six heures la douleur était complètement calmée.

En résumé, nous avons été frappé de l'action remarquable du salicylate, comme analgésiant. Au bout de quelques heures, la douleur a toujours été calmée.

La marche et les symptômes locaux et généraux de l'attaque de goutte n'ont pas été modifiés d'une manière sensible.

La quantité des urines n'a pas été augmentée ainsi qu'on l'a prétendu.

Les symptômes physiologiques de ce médicament se sont traduits d'une façon beaucoup plus apparente chez le premier malade qui est atteint d'une affection rénale avancée. Chez le second, ils sont passés presque inaperçus.

Enfin, nous avons constaté l'action analgésiante du salicylate chez un malade qui était soumis au colchique.

Bien que le salicylate de soude ait été la principale médication que nous avons employée, nous devons donner un aperçu rapide des autres moyens préconisés en pareil cas. On a recommandé *la chaleur*, sous forme de cataplasmes émollients, les fomentations de tabac, de genièvre. Trousseau recommande les fumigations de tabac à la fin des crises pour en prévenir le retour.

Harvée, Small, Bouchut placent en première ligne, dans le traitement de l'attaque, l'application du froid, soit sous forme d'immersion ou d'irrigation d'eau glacée. M. Charcot proscrit absolument ce mode de traitement rien n'étant plus apte à provoquer les rétrocessions.

On prescrivait, autrefois les sangsues *loco dolenti* et les ventouses scarifiées, moyens abandonnés aujourd'hui.

La compression a été également conseillée, ainsi que les onctions avec diverses pommades résolutives ou calmantes, qu'il serait trop long d'énumérer.

Enfin, MM. Legros et Onimus, citent deux observations de goutte aiguë, calmées par l'électricité. Le gonflement avait également disparu.

Tel est l'ensemble des moyens locaux employés contre l'accès aigu. Chez nos deux malades, nous n'avons eu recours à aucun, on s'est contenté d'envelopper les parties douloureuses dans de la ouate.

Les médications générales contre l'accès aigu ne sont pas moins variées. Garrod insiste sur une diète sévère, l'usage des boissons délayantes et des aliments farineux surtout lorsque la goutte est sthénique.

Hoffmann et Scudamore ont préconisé l'emploi des purgatifs que Sydenham et Boerhaave ont condamnés, sans réserve.

Citons enfin les émissions sanguines et les préparations mercurielles.

Nous rappellerons que l'hydrate de chloral a récemment produit d'excellents effets entre les mains de Moleschott et Plombey.

M. Bergeret, dans une note du Bulletin thérapeutique, 1871, a aussi obtenu d'excellents résultats. Nous l'avons donné à un de nos malades qui a été soulagé plusieurs jours de suite d'une douleur extrêmement vive du pied droit. Cette douleur n'avait lieu que le soir et causait de l'insomnie.

Iodure de lithium. — Dans la goutte chronique, on a employé, depuis deux mois environ, chez nos deux malades l'iodure de lithium, qui avait déjà donné d'excellents résultats entre les mains de M. le Dr Bouchard qui eut, le premier, l'idée d'unir la lithine aux iodures. Avant de publier les conclusions que nous avons tirées de l'emploi de ce médicament, nous devons rappeler brièvement l'histoire des deux éléments qui le constituent.

Iodures. — Gendrin eut, le premier, l'idée d'employer l'iode dans le traitement de la goutte, et dans le Journal général de médecine de 1828, il publie un rapport dans lequel il cite 28 observations favorables à l'emploi de ce médicament et engage fortement ses collègues à contrôler ses résultats. Plus tard, Spincer-Wells assure qu'il a retiré de grands avantages de l'administration de l'iodure de potassium, dans les cas où les jointures sont devenues volumineuses, raides et douloureuses par suite de la présence de dépôts goutteux. Garrod le conseille dans les cas où l'inflammation est subaiguë, mais ne croit pas qu'il ait la propriété de faire disparaître les concrétions d'urate de soude.

Comme effet physiologique, on sait qu'il cause des symptômes d'excitation générale fort sensibles. Il donne de la sécheresse de la gorge, de l'ardeur du pharynx, et si ce médicament est continué longtemps, il survient une véritable angine, en même temps que les glandes salivaires excitées fournissent une sécrétion plus abondante, un véritable ptyalisme.

La circulation devient plus active, la peau plus chaude, mais surtout cette accélération du pouls s'observe, ainsi que le fait remarquer Kuss, dans la Thèse de M. Joulin, chez les gens dont la circulation est généralement calme.

Les urines des sujets soumis au traitement iodé ne se troublent point par le refroidissement; elles ne laissent déposer ni acide urique, ni urates. Welher, Bassfreund Rabuteau, pensent que les urines sont excrétées dans leur quantité ordinaire. Bassfreund aurait reconnu qu'elles diminuent au début de l'administration; de plus, Rabuteau prétend que l'urée est diminuée d'après une expérience faite sur lui-même. Cette assertion de M. Rabuteau est en contradiction avec les observations et expériences de M. Bouchard. Dans ses leçons de 1872-73, à l'hôpital de la Charité, et dans sa communication à la Société de biologie, il a formulé cette règle, que toutes les fois qu'il y a azoturie, on doit s'abstenir d'employer les iodures qui augmentent les déperditions des matières azotées, tandis qu'on peut utilement employer les bromures qui diminuent la formation de l'urée.

Lithine. — La lithine a été découverte en 1817 par Arswedson dans le minerai appelé pétalite, elle existe dans plusieurs sources minérales telles que Carlsbad,

Aix-la-Chapelle, Marienbad, Ems, Vichy, Vals, Vitel, Martigny, Royat, etc. Bunsen a démontré la présence du lithium dans le sang par l'analyse spectrale; ce corps est de tous les métaux le plus léger. Une des propriétés les plus remarquables de ce corps est son action sur l'acide urique; l'urate de lithine est le plus soluble des sels à acide urique, il se dissout dans 60 fois son poids d'eau.

Garrod essaya en 1857 la lithine dans le traitement de la goutte chronique. Pris à la dose 6 à 30 centig. dissout dans l'eau et donné à deux ou trois reprises par jour, ce corps ne produit aucun effet physiologique direct.

D'après Garrod, quelques goutteux auraient vu disparaître leurs concrétions tophacées sous l'influence des sels de lithine ; et dans le but de montrer combien ce sel est plus propre à dissoudre les tophus que les autres bases potasse et soude, il prépara séparément une solution de chacune de ces trois substances, plongea des fragments de cartilages incrustés d'urate de soude dans chacune de ses trois solutions, et, au bout de quarante-huit heures, il constata que le cartilage trempé dans la lithine était revenu à l'état normal ; celui qui était placé dans la potasse présentait moins d'urate de soude et le troisième n'avait pas été attaqué.

Stricker a réussi à faire disparaître des dépôts tophacés chez une femme, en lui faisant prendre une imitation artificielle des eaux de Weilboch, d'après la formule suivante :

Eau chargée d'acide carbonique	500 gr.
Bicarbonate de soude	0,25
Carbonate de lithine	0,10

Cette quantité représentant la dose journalière.

M. Charcot en a retiré également de bons résultats.

Nous avons placé sous l'objectif d'un microscope des cristaux d'acide urique et nous avons mis en présence une petite quantité d'iodure de lithium. Au bout de quelques instants les angles de ces cristaux se sont émoussés, et un peu plus tard ils étaient réduits à un simple noyau central.

Voici quels ont été les résultats du traitement par l'iodure de lithium, continué chez nos deux malades pendant un mois et demi environ, à la dose de 64 cent. pour vingt-quatre heures. Pendant les premiers jours nos deux goutteux ont éprouvé de la sécheresse de la gorge et une certaine rougeur des piliers, mais au bout de peu de temps, ils n'ont plus ressenti ces symptômes qui tenaient probablement à l'action de l'iodure, auquel ils se sont habitués.

Le pouls a augmenté en moyenne de quatre à huit pulsations par minute. C'est aussi à l'influence de l'iodure qu'il faut attribuer cette accélération.

La température n'a pas sensiblement varié.

Les urines ont augmenté de 100 à 150 grammes environ dans les vingt-quatre heures et leur densité, loin d'avoir diminué, s'est accrue chez l'un et est restée stationnaire chez l'autre.

Les urines n'ont jamais été alcalines lors de leur émission.

On a trouvé quelquefois un précipité d'acide urique assez abondant dans les urines du n° 22, mais dans ces derniers jours, il était sensiblement moins abondant que dans les premiers.

L'urée a augmenté chez celui dont les reins sont en bon état, elle a diminué au contraire chez l'autre.

Mais le fait le plus saillant est la diminution des tophus qu'on a pu constater par la mensuration.

Chez le n° 26.	Le 11 novembre.	Le 1er février.
L'articulation du coude, mesurait.	30.5	29
L'interligne métacarpo-phalangienne droit.	27.5	24.5
L'interligne métacarpo-phalangienne gauche	24.5	23
L'articulation extrême du médius droit	7.5	6.9
Chez le n° 22.		
L'articulation phalangienne du pouce gauche.	8	7.5
L'articulation extrême du médius gauche.	8	7

Les autres tophus n'ont pas subi de modifications appréciables, ceux de l'oreille en particulier; mais celui dont il nous a été le plus facile de saisir l'évolution, c'est la masse tophacée de la bourse olécranienne du coude gauche. Nous avons vu quelques-uns de ces tophus dont on pouvait apprécier le volume et la consistance diminuer peu à peu, et de la grosseur d'un poids atteindre le volume d'une grosse tête d'épingle. Ils se sont d'abord isolés les uns des autres, ont permis ensuite de percevoir ceux qui étaient sous-jacents, et aujourd'hui il est facile de sentir l'olécrane, ce qu'on n'aurait pu faire au début.

Pour administrer l'iodure de lithium, on doit prendre en considération également la dose de la lithine et la dose de l'iode. Si l'on considère que le carbonate de lithine qui a pour formule LiO, CO^2 a pour équivalent 36,43, que l'iodure de lithium a pour formule LiI qui a pour équivalent 133,31, que l'iodure de potassium qui a pour formule KI et pour équivalent 165,99, on en déduit facilement par le calcul que 0,20 centigr. de carbonate de lithine, dose habituelle de ce médicament dans le traitement de la goutte, devraient être remplacés pour avoir une quantité équivalente de lithine par 732 milligr. d'iodure de lithium, lesquels valent, au point de vue de l'iode, 911 milligr., d'iodure de potassium. Si donc on prescrit chaque jour, 0,732 milligr. d'iodure de lithine, on agit au point de vue de la lithine, comme si l'on administrait 0,20 centigr. de carbonate de lithine et au point de vue de l'iode 0,911 milligr. d'iodure de potassium,

La quantité de lithine, contenue dans cette dose d'iodure de lithine, est suffisante pour transformer en urate basique de lithine 0,46 centigr. d'acide urique.

Chez nos malades, en administrant chaque jour 0,64 centigr. d'iodure de lithine, nous agissions comme si nous donnions 0,17 centigr. de carbonate de lithine et 0,80 centigr. d'iodure de potassium et nous avions une quantité de lithine suffisante pour dissoudre 0,40 centigr. d'acide urique.

L'iodure de lithium, soluble dans l'eau en toute proportion (il est déliquescent), doit toujours être formulé en solution. La dose journalière est avantageusement administrée en deux fois, diluée dans un verre d'eau. De cette façon, la saveur est presque nulle, le sel est bien toléré par l'estomac, soit qu'on l'administre aux repas, soit qu'on le fasse prendre dans la période de vacuité du tube digestif.

M. le professeur Sée prétend avoir retiré des avantages sérieux, au point de vue de la diminution des tophus dans la goutte chronique, au moyen du salicylate de soude. Nous croyons qu'il est dangereux de soumettre à l'action prolongée d'un médicament, à effet aussi actif que le salicylate, des malades dont la santé laisse plus ou moins à désirer dans l'intervalle des accès. Nous pourrions citer à ce propos l'observation assez curieuse d'un de nos amis, qui, tenté par l'espoir d'éloigner ses accès de goutte par l'emploi de ce médicament, prit deux jours de suite, 6 grammes de salicylate, se trouvant dans un état de santé parfaite. Le troisième jour, un accès, plus douloureux et plus généralisé que les précédents, éclata et dura fort longtemps.

Nous avons voulu nous borner à l'étude de deux faits, nous n'avons donc pas l'intention d'aborder la thérapeutique générale de la goutte, mais nous ne résistons pas à la tentation, puisque la question est à l'ordre du jour, de dire un mot, d'après les auteurs les plus compétents, des principales indications auxquelles répondent les eaux minérales, dans le traitement des différentes formes de cette affection.

Nous devons dire d'abord que les opinions sont partagées, et que si de nombreux médecins préconisent leur emploi, d'autres les proscrivent d'une façon absolue. On se souvient des conclusions du docteur Petit, dans un rapport envoyé à l'Académie de médecine pour étudier l'emploi des eaux de Vichy dans la goutte ; d'après lui, les eaux de Vichy peuvent être administrées alors même qu'une attaque de goutte est imminente. L'accès diminuerait de violence et sa durée serait abrégée. Dans la goutte chronique ce ne serait qu'au bout d'un temps plus ou moins long que les résultats se feraient sentir.

Les conclusions du docteur Petit furent combattues par beaucoup de médecins, entre autres par M. Durand-Fardel, qui, tout en reconnaissant que l'emploi de ces eaux est souvent très-utile, dit que leur administration doit être entourée de grandes précautions et soumise à certaines règles bien déterminées. D'après M. Charcot, les eaux chargées de principes salins précipitent les accès et déterminent la crise qu'il faut éviter. Pour lui les sources alcalines, Vals et Vichy paraissent avantageuses au début de la maladie, chez les sujets robustes et surtout chez ceux qui portent des affections du foie; elles seraient peu utiles dans la goutte chronique, à moins qu'il n'existe de la dyspepsie.

Les eaux salines sulfureuses, dites La Chapelle, ou simplement salines, Wiesbaden, conviennent à l'état torpide de ces cas atoniques.

On emploie souvent et avec avantage des eaux qui n'agissent que par la quantité. Ces eaux ont reçu le nom *d'indifférentes*, elles sont très-utiles dans la goutte chronique et leur type en France est Contrexéville ; enfin on peut avoir recours, dans le cas où le fer est indiqué, aux eaux ferrugineuses Pyrmont, Spa et Marcols.

CONCLUSIONS.

Nous allons résumer brièvement les points qui nous semblent dignes de fixer l'attention.

1° La température de la goutte n'a jamais été l'objet d'une étude spéciale, et nous avons montré qu'elle n'était nullement en rapport avec le pouls et que son élévation n'était pas symptomatique de l'intensité des phénomènes locaux. On a donné comme un signe diagnostique de la goutte aiguë et du rhumatisme articulaire aigu, son élévation dans le dernier cas; les températures de 40° et de 40°,3 que nous avons observées, montrent le peu d'importance qu'il faut donner à ce signe.

2° Après l'accès, nous avons constaté la production nouvelle de deux tophus; ce fait, qui est commun, semble indiquer que, contrairement à ce qu'on a soutenu, les concrétions d'urate de soude ne sont pas la cause mais bien l'effet de l'inflammation goutteuse.

3° Dans le cours de l'accès aigu, nous avons été frappé par la coloration vert foncé, passagère, des urines, et pendant que le malade était soumis au salicylate de soude et pendant qu'il n'était sous l'influence d'aucune médication. Nous regrettons de ne pouvoir donner l'explication de cette remarquable altération.

4° Nous avons rapporté d'après les observations de M. le Dr Bouchard les modifications de l'acide urique pendant la goutte, et nous avons vu que sa quantité était tantôt au-dessous, tantôt au-dessus de la moyenne. Ce fait, qui contredit la théorie de Garrod, prouve que ce n'est pas dans l'imperméabilité du rein qu'il faut toujours chercher l'augmentation de l'acide urique dans le sang.

5° Sous l'influence du salicylate de soude, nous avons vu la douleur disparaître quelques heures après, mais sans apporter de modifications à la marche de l'accès et sans prévenir les rechutes prochaines. Les phénomènes physiologiques de ce médicament, ne se sont produits d'une manière bien sensible que chez celui de nos malades dont les reins étaient altérés.

6° Sous l'influence de l'iodure de lithium, nous avons vu quelques-uns des tophus diminuer d'une manière remarquable, ce fait a été constaté par la mensuration; les urines n'ont jamais été alcalines, les dépôts d'acide urique ont diminué et la quantité des urines a augmenté chez nos deux malades; l'urée a été éliminée en plus grande proportion chez l'un d'eux; l'emploi de l'iodure de lithium n'a provoqué chez aucun des inconvénients sérieux.

BIBLIOGRAPHIE.

Il ne nous est pas possible de faire une bibliographie complète de la goutte. Aussi nous contenterons-nous de donner l'indication des divers ouvrages que nous avons consultés dans le cours de notre travail :

Sydenham. (Th.) De podagra et hydrope. Londres, 1683.

Desault (Pierre) (de Bordeaux). Dissertation sur la goutte et la méthode de la guérir radicalement. Paris, 1730.

Van Swieten. Commentaria in Boerhaavii Aphorismos (1764, t. IV, page 354).

Scudamore. (C. H. A treatise on the nature and cure of gout. (London 1816.) Traduction française par Deschamps. Paris, 1820.

Cullen. Médecine pratique. Paris, 1819.

Petit (Charles). Thèses de Paris, n. 72, 1820, p. 14. Quelques considérations sur la nature de la goutte. Paris, 1835. Nouveaux résultats des eaux minérales de Vichy dans le traitement de la goutte. Paris, 1842.

Gendrin. Journal général de médecine, t. CIV, p. 59, 1828.

Royer. Traité des maladies des reins et de la sécrétion urinaire, 1840.

Patissier. Rapport sur les eaux minérales de Vichy dans le traitement de la goutte (Bull. de l'Académie de médecine. Paris, 1840, t. V, p. 60).

Hufeland. Enchiridion me licum. Manuel de médecine pratique, traduit par Jourdan. Paris, 1848, p. 521.

Garrod. The nature and treatment of Gout and Rheumatic gout (London), traduit par A. Ollivier et annoté par Charcot. Paris, 1867.

Rouget et Charcot. Altération des cartilages dans la goutte. (Mémoires de la société de Biologie, an 1850, p. 129.) Altérations des cartilages dans la goutte. (Comptes rendus de la société de Biologie, an. 1858, p. 129).

Durand Fardel. Mémoire sur la goutte et son traitement par les eaux de Vichy (Gaz. méd. de Paris, avril et mai 1851. — Gazette hebdomadaire, 1855). Lettre sur le traitement de la goutte par les eaux de Vichy (Gaz. des hôpitaux, 1861, p. 237 et 258). Traité pratique des maladies chroniques. Paris, 1865, t. I, p. 25-110. Bulletin de thérapeut, 1867.

Charcot. Etudes pour servir à l'histoire de l'affection décrite sous le nom de goutte asthénique primitive, nodosité des jointures (Thèse inaugurale. Paris, 1853). Sur les concrétions tophacées de l'oreille externe chez les goutteux (Gazette hebdom., 1860). L'intoxication saturnine exerce-t-elle une influence sur le développement de la goutte (Gaz. hebd. 1863). Leçons sur la goutte (Gaz. des hôp., 1866, passim). Leçons sur la goutte (Gaz. des hôp., 1867, fossime. Bull. de Thérap., 1867). Leçons sur les maladies des vieillards et des maladies chroniques, recueillies par B. Ball, 1867.

Gintrac. Cours théorique et pratique de pathologie interne et de thérapie médicale. Paris, 1853, t. II, p. 362-414. Paris, 1859. T. V, p. 628 et suivantes.

Braun. Deutsche Klinik, 1854, p. 22, Beitrage zu einer monographie der Gicht. Wiesbaden, 1860. Trad. par Méder. Paris, 1862.

Spencer Woll's. Practical obvervations on gout. London, 1854, p. 87.

Vogel. Rheumatismus und Gicht in Virchow's handbuch. Erlangen, 1854.

Bence Jones. The Lancet, 1856, p. 98. Lectures on Pathology and Thérapeuties. London, 1867.

Bazin. Revue médicale, 1857, t. I, p. 395. Dict. Encyclop. des sciences médicales, 1867, t. VI. p. 359. Art. Arthridites.

Galtier Boissière. De la Goutte. Thèse de Paris, 1859.

Gendrin. Revue de Thérap. méd. chir., 1859.

Gairdner. On gout, its history, its cause and its cure; 4 th. éd. London, 1860.

Falioner (W). British. méd. Journ., 1861, p. 461.

Golding Bird. De l'urine et des dépôts urinaires. Trad. O'Roike Paris, 1861.

Trousseau. Gaz. des hôp. et Union méd., 1861. Clinique médicale de l'Hôtel-Dieu. Paris, 1873.

Begbie. Contrib. to practical médicine. London, 1862, p. 17 et Edinburgh med. Journ. aug., 1862, p. 128.

Graves. Clinique méd. Trad. par Jaccoud, 1862, 3e éd. Paris. 1871.

Jaccoud. De l'humorisme ancien comparé à l'humorisme moderne Thèse de concours pour l'agrégation. Paris, 1863.

Ollivier. Albuminurie saturnine. Arch. de Méd., nov. et déc. 1863.

Charcot et Cornil. Contributions à l'étude des altérations anatomiques de la goutte et spécialement du rein chez les goutteux (Mém. de la soc. de Biologie. Compte rendu de l'année 1863, p. 131). Altérations du rein chez les goutteux (Gaz. hôp., 1864).

Joulin. Thèse de Strasbourg, 1864.

Mercier. Quelques idées sur l'origine et le traitement de la goutte. Paris, 1866.

Garcin. Thèse de Strasbourg, 1867.

Lasègue. Arch. gén de méd. Juillet 1867.

Bucquoy. Pathogénie de la goutte dans ses rapports avec l'intoxication saturnine. (Bull. de la soc. méd. des hôp., 24 avril 1868, et Union méd., 23 juin 1868, t. V. p. 943.)

Rabuteau. Société de biologie. 1868.

Bouchard. De l'acide urique chez les saturnins (Société de biologie, 1868).

Gigot Suard. Des affections cutanées constitut. et de leur traitement par les eaux sulfureuses (Mém. de la Société d'hydrologie de Paris, 5 fév. 1868. L'herpétisme. Paris, 1870.

Fernet. Diathèse urique, thèse pour le concours d'agrég., p. 1869.

Rabuteau. Gaz. hebd. de méd. et de chir., 1869.

Bottentuit (E). Des gastrites chroniques. Thèse de Paris, 1869, p. 36.

Neubauer (C.) et *Vogel* (J.). De l'urine et des sédiments urinaires. Trad. par L. Gautier. Paris, 1880, p, 348-420.

Lanceraux. Société de biologie. Juin 1870.

Plombey (Frédéric). Results of chloral therapeutic in gout (The Lancet, 9 th. of Febr., 1870.

Bergeret. De l'hydrate de chloral dans la goutte. Bull. de thérap., t. II, p. 524.

Jaccoud. Traité de Pathologie interne. Paris, 1871.

Rabuteau. De l'action de l'alcool dans la pathogénie de la goutte (Comm. faite à la société de Biologie, en juillet 1870 et publiée dans Lyon médical, 1872, p. 563.)

Bouchard. Société de biologie, 1873. Cours de clinique médicale, 1873

Rénaut. Thèse d'agrégation, 1875.

Bonamy. Thèse sur le rétrécissement aortique, 1876.

Halma Gran. Considérations sur deux cas de goutte saturnine. Thèse de Paris, 1876.

Pouey. Quelques considérations sur la goutte saturnine. Thèse de Paris, 1877.

Paris. — A. PARENT, imprimeur de la Faculté de Médecine, rue M.-le-Prince, 29-31.

Paris. — A. Parent, imprimeur de la Faculté de Médecine, rue M.-le-Prince, 29-31.

www.ingramcontent.com/pod-product-compliance
Ingram Content Group UK Ltd.
Pitfield, Milton Keynes, MK11 3LW, UK
UKHW021601260726
13993UKWH00002B/975